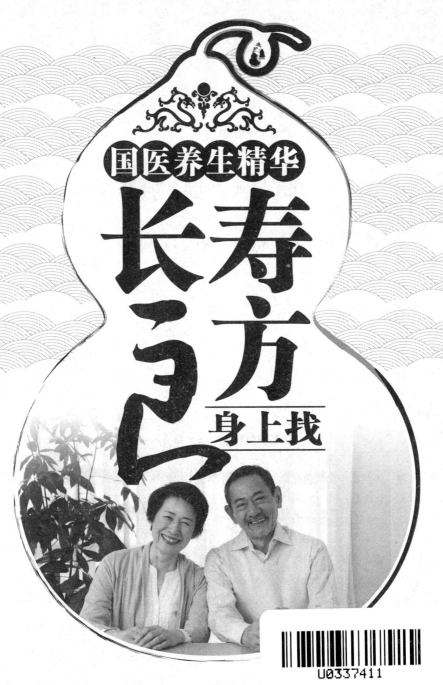

国医养生精华

长寿方 身上找

吴凌/编著

陕西新华出版传媒集团

陕西科学技术出版社

Shaanxi Science and Technology Press

图书在版编目（CIP）数据

国医养生精华：长寿良方身上找/吴凌编著．
—西安：陕西科学技术出版社，2018.3
ISBN 978 - 7 - 5369 - 7211 - 7

Ⅰ．①国… Ⅱ．①吴… Ⅲ．①养生（中医）—基本知识
Ⅳ.①R212

中国版本图书馆 CIP 数据核字（2018）第 038802 号

国医养生精华：长寿良方身上找

出 版 者	陕西新华出版传媒集团　陕西科学技术出版社
	西安北大街 131 号　邮编　710003
	电话（029）87211894　传真（029）87218236
	http://www.snstp.com
发 行 者	陕西新华出版传媒集团　陕西科学技术出版社
	电话（029）87212206　87260001
印　　刷	香河利华文化发展有限公司
规　　格	710mm×1000mm　16 开本
印　　张	19
字　　数	245 千字
版　　次	2018 年 3 月第 1 版
	2018 年 3 月第 1 次印刷
书　　号	ISBN 978 - 7 - 5369 - 7211 - 7
定　　价	32.80 元

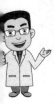

结果，它往往存在于人们的日常生活之中。因此，只要找到适合自己的养生方法，日积月累、科学实践、持之以恒，寿命百岁便不再是一件难事。

本书运用通俗流畅的语言，为人们提供了健康长寿的多种方法，对其身心健康给予了全面的关注，并从了解自己的身体、掌握长寿的秘诀出发，分别从健康饮食、运动养生、四季养生、睡眠健康、休闲情趣、心理健康、日常生活，再到防病治病等方面，进行简单、科学、有效的身心自我养护，细致周密地介绍了健康长寿的秘诀，解开了那些藏在人们身体里的秘密，从根本上解决了不同体质众人的健康问题。

同时，本书在结构安排也独具特色，穿插了寿星养生档案以及长寿小贴士，传递给读者诸多有实用价值的养生知识，对日常生活有一定的指导意义，兼具生动、深度、面对大众的可读性。愿所有读者在阅读完本书后，能够对身心健康产生积极的影响，个个都成为长命百岁、寿享天年的"老寿星"。

编　者

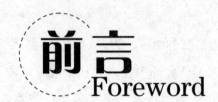

前言
Foreword

　　进入 21 世纪，人们在享受社会快速发展、科技技术日新月异带来无穷便利的同时，也饱尝了社会飞速发展带来的诸多困扰。于是，人们再次将健康长寿的问题提到了议事日程上。从古到今，每个人都希望自己长寿，长寿几乎是世界各民族的追求，也是一个永久的人生话题。然而，长寿并不是一朝一夕的事。

　　提及"长寿"二字，人们首先会联想到手捧仙桃的寿星，其次会联想到诸多吉祥气息的词汇，诸如福寿康宁、万寿无疆、寿比南山、福寿天成……所以，"长寿"这个词，不仅代表了人们心中的美好愿望，也显示了人们对幸福生活的向往。随着时代的发展、科学的进步以及医疗水平的提高，人类的平均寿命也在随之增长。

　　对健康的追求，对长寿的向往，是人们的共性。如果一个人只有健康，没有长寿，注定是遗憾的生命；一个人如果只有长寿，没有健康，注定是痛苦的生命。只有健康又长寿的高质量的生命，才是幸福的生命，才是人类所共同追求的。

　　现如今，人们的生活水平有所提高，很多人都在寻找能够健康长寿的秘诀。殊不知，只有保持健康的生活方式，并在细节上多用心，才有可能更长寿。一个人的健康长寿，是多种因素综合作用的

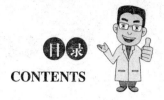

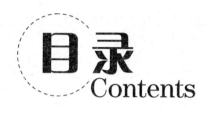

Contents

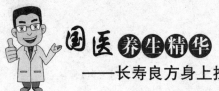

第三章　生命在于运动，长寿在于静养　◆

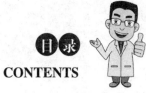

目 录
CONTENTS

第六章 多一份情趣，多十年寿命 ◆

第七章 心病心药医，长寿伴左右 ◆

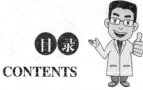

第八章　关注生活点滴，活过百岁不是梦

第九章　预防胜于治疗，让全家人不生病

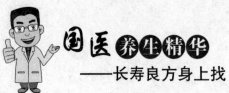

了解自己的身体，掌握长寿的秘诀

第一章

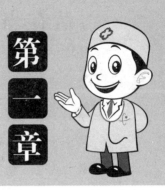

养生，其根本目的就在于可以让人们活得更好、活得更久。然而，要活好、过好每一天，拥有一个健康的身体至关重要。随着世界经济的发展和生活水平的不断提高，人们已将所有视线落在了"身体"这两个字上。因为只有了解自己的身体，掌握长寿的秘诀，才能够享受更加健康、美好的人生。

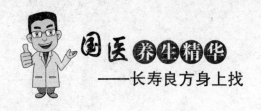
活在当下，揭开长寿的奥秘

寿星养生档案

庄子，我国著名的思想家、哲学家、文学家，是道家学派的代表人物，老子哲学思想的继承者和发展者，先秦庄子学派的创始人，后人尊称他为"南华真人"。庄子享寿84岁，无疾而终，他的寿命比同时代的人平均寿命翻了一番多。远在两千多年前的战国时期，他就认识到生老病死如同昼夜一样，是不可抗拒的自然规律。他以古人"不知悦生，不知恶死"的生死观为训，在有生之年不寻欢作乐，空耗精力，也从不因为"老之将至"而畏惧死亡。他的养生之术重在养心，可以概括为"少私、寡欲、清净、豁达"8个字。

对现代人来说，"恼是想出来的，气是比出来的，急是造出来的，病是吃出来的"。有一位鹤发童颜、步履矫健、神采奕奕的老人，从外表看来，只有60岁出头的样子，后来才得知当时的他已经95岁高龄了，着实让人们惊讶一番。当人们问及他的长寿秘诀时，他微笑着说出了8个字："没心没肺，乐观豁达"。

光阴荏苒，生命轮回，人类对健康长寿奥秘的求索可谓长路漫漫。其实，自从人类社会诞生以来，人们便开始崇拜、向往和追求健康长寿，并一代又一代为之探寻、实践和奋斗。从蛮荒时期的鬼神崇拜、巫术祈福攘灾、占卜治病到生物学、遗传学的产生以及转基因的发现，人类对健康长寿的向往、追求、探寻和实践从来没有停止过脚步。由此看来，健康长寿是千百年来人们的永恒追求。

1. 乐观的性格是长寿的秘诀，这是一条最重要的因素

"乐观者长寿"，这句话说得很是在理。常言道："笑一笑，少一少；愁一愁，白了头。"说明一个人的情绪不仅会影响人体机能，甚至还会影响人的寿命。因为情绪和人体内分泌系统有着十分密切的关系。据了解，凡是百岁以上的老人，大多数都具有乐观精神。有的百岁老人在青壮年时期就喜欢唱歌、跳舞、听音乐，到现在仍然喜欢如此。他们不仅心胸开阔、遇事不慌，最为关键的是他们能够想得远、想得通。即使遇到棘手的事情，他们也能够拿得起、放得下。用他们子孙后代的话来说："天塌下来也不急"，这些都是长寿老人的养生理念。

2. 饮食有节制，生活有规律，是保证长寿的物质基础

饮食，是人体物质代谢的基础。要想让身体内各种机能都保持正常，就必须有足够的营养供应。研究认为，虽然目前还没有促进长生不老的特殊饮食，但如果长期缺乏营养，只吃粗茶淡饭，就一定不能保证健康长寿。此外，百岁老人普遍都保持着一种简朴、稳定和有规律的生活方式。他们有着良好的生活习惯，早起早睡、讲卫生、注意劳逸结合，饮食起居、劳动、休息也都保持着一定的节奏。据统计，在诸多百岁老人中，除个别老人吸烟外，其他都从不饮酒、吸烟。事实说明，规律、良好的生活习惯，对健康长寿大有益处。

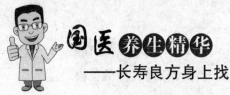
3. 长期坚持劳动和体育锻炼，可以促进健康长寿

坚持运动，是健身之本。如果懒于运动或很少运动，久而久之身体就会出现一系列的紊乱。很多例子说明，长期坚持锻炼和不锻炼的人在身体、精神和抗病能力上都大不相同。因为生命在于运动，只有坚持运动，才可以促进健康长寿。比如，某村有一位102岁的老人，据说，他从12岁就开始从事体力劳动，给别人种地、放牛、放羊，还有自家的耕种和其他杂活儿也都依靠他一个人。到他90岁时，除了视力稍微有点儿差、牙齿掉落了3颗之外，饮食正常，行动方便，经常进行较远距离的散步，还能做一些日常的家务劳动。

4. 美好的自然环境，为健康长寿创造了条件

自然地理环境，是由气候、地貌、岩性、水文、土壤、生物等成分有机结合而成的自然综合体，也称为自然景观，对人的长寿水平也有着十分重要的影响。对于老人而言，在辽阔的田园、山林和牧场居住，是他们最理想的老年生活。因为那里没有工业污染，也没有城市噪音，这就为健康长寿创造了良好的条件。

5. 除了以上因素外，长寿还和遗传有关

有学者研究发现，在百岁老人中，至少有一半人的父母、兄弟姐妹或祖父母中，有一人的年龄在90岁以上。在家族谱系中，长寿的亲戚越多，人们体内长寿的基因就越多，这说明长寿与遗传有着一定的关系。

除此之外，百岁老人之所以能够健康长寿，是多种因素共同作用的结果。除了生理、环境和遗传等自然因素外，它还是一种社会现象。同时，优越的社会主义制度，也是人口寿命延长、百岁老人逐渐增多的主要原因。

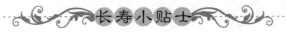
长寿小贴士

手机响5秒再接

在平时的生活习惯中，只需要短短的5秒钟，就能够降低患脑癌的风险。手机在拨出号码的和刚接通时，信号的传输系统还很不稳定，这个时候的辐射是最大的。所以，建议大家在接听电话时，最好等上5秒钟再接听比较好，这样会减少很多辐射，尽量避免身体受到不必要的伤害。

长寿，人类永恒的话题

寿星养生 档案

孔子，春秋末期的思想家、政治家、教育家，儒家的创始者，被后人尊崇为"孔圣人"。孔子享寿73岁，在古代可谓高寿之人。他一生大部分时间不得志，历经战乱，颠沛流离。在逆境中得享古稀之龄，不能不说是得益于其科学的养生之道。他的养生之道可以概括为：自强不息、仁者寿、劳则寿、注重衣食住行。另外，孔子还主张饮食保健、谨慎服药、调节情志3种养生方法。在养生方面，孔子亦可称为师表，值得我们现代人所提倡和借鉴。

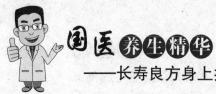

国医养生精华
——长寿良方身上找

自古以来，每个人都希望自己能够长寿，长寿也因此成为人们不断追求的梦想。秦始皇除了统一六国，最为后人熟知的还有追求长生不老药，然而他到死也没能吃到长生药。现如今，几千年过去，人类对长寿的渴望并没有减少。

目前，全世界有5个地方被国际医学会认定为长寿之乡：广西巴马、新疆和田、巴基斯坦罕萨、前苏联的高加索地区及厄瓜多尔的比尔卡班巴。其中，广西巴马位于长寿乡之首，然而巴马人长寿的原因是综合性的。简言之，巴马在空气、饮水和食物三方面具有其他地区无法比拟的优势。根据我国高龄老人健康长寿的新研究，提出了以下几项影响寿命的重要因素。

1. 责任心强的人更长寿

一项长达8年的研究显示，在各种性格特征中，责任心最有助于长寿。无论是孩提时代，还是成年期的责任心，都是长寿的最好指标。责任心越强，越有益长寿。研究人员表示，做人谨慎细心、做事耐心有计划，都有助于长寿。

2. 饮食决定长寿

如果没有良好的饮食习惯、饮食搭配以及饮食规律，就不会有强壮的体魄、不老的容颜。活到百岁，并不是极少数人的专利。只要在饭桌上多注意饮食，每个人都可以是长寿之星。

3. 受教育程度的高低影响寿命

一位健康经济学家表示，受过高等教育的人，更容易找到好工作，从而为人生做出长期的、合理的规划，选择更健康的生活方式。所以说，受教育程度高低影响着寿命差异。

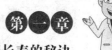

4. 努力工作者寿命更长

人们常说，压力大伤身。但是，勤奋工作并不意味着会伤害身体。新研究发现，对于那些努力工作、干活的人，他们乐在其中，并不悲惨，而是更快乐、更健康，比消极工作的同行拥有更密切的社交。

5. 心灵会影响肉体

说起长寿的话题，心灵影响着肉体。相关研究人员对闭关禅修三个月的人做了检测，发现其体内细胞端粒酶的活性比对照组平均增强约30%。这就说明心灵、肉体本就是一家，心态好，则寿必长。

6. 过于乐观者不能长寿

在人们的印象中，性格开朗的人，通常无忧无虑，压力小，似乎会更健康。但研究人员又指出，"乐天思维"并不一定能带来长寿。一个人如果过于乐观，尤其在面对疾病或康复期时，更容易忽略其中的风险。

7. 长寿离不开社交

女性在社交上是强项，这也是女性比男性更长寿的原因之一。从朋友、家人以及公司同事处寻求关心，不仅有助于自我减压，还可以有效改善免疫功能。因为社交是"灵丹妙药"，长寿离不开社交。

在人类生活的长河中，没有人不留恋自己的人生，没有人不希望自己的生活幸福美满、事业有成，而决定这一切的根基就是健康。所以说，"永葆青春、延年益寿、长命百岁"是每个人的愿望，也是人类永恒的主题。

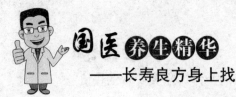

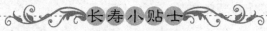

长寿小贴士

"懒"人有懒福

过快的生活节奏、剧烈的运动、过度焦虑都会消耗"生命能量"。大自然中的许多动物也都遵循着同样的法则：蜂王稳居蜂窝，懒惰至极，可活到5年或更长；工蜂终日劳碌，飞奔不停，但3~6个月即亡。所以，日常生活中，不妨偶尔懒一懒，推掉无聊的饭局，不想干的家务就留到明天……这样会节省我们的能量，也能活得更久。

好心态，人老心不老

寿星养生 档案

马寅初，我国著名的人口学家、经济学家、教育学家，享寿101岁。虽然他一生经历了很多坎坷，但却活到了百岁，这完全得益于马老平和的心态和70余年坚持不懈的锻炼。马老喜欢爬山运动，因为登山可以健身益寿；读大学时，因为勤于钻研、勤用大脑，使他长寿；冷热水浴有助于长寿，他坚持冷热水浴达70年；从十几岁开始，一直到百岁高龄，他从未间断体育锻炼；他的生活很有规律，心胸宽阔、豁达大度，都是他长寿的决定因素。此外，他还喜欢喝粥。从饮食习惯来看，长寿老人似乎无一不喜欢喝粥。

了解自己的身体，掌握长寿的秘诀

世界卫生组织和卫生部认为：我国60岁以上者为老年人。然而，在现实生活中不难发现，同样是花甲之人，健康状况却十分悬殊：有的人身体健康无疾病，有的人被各种疾病缠身；有的人看起来暮气沉沉，毫无朝气可言；有的人老当益壮，童心在胸；有的人未老先衰，年纪不大就已衰老；有的人万念俱灰，而有的人却有壮大之心。很显然，从年龄或表面现象来划分老年人，是很不科学的。老年人的定义到底是什么？这真是一个既简单又难以回答的问题。下面具体介绍一下划分老年人的四个观点：

1. 根据年代年龄确定

所谓年代年龄，也就是出生年龄，是指个体离开母体后，在地球上生存的时间。西方国家把年代年龄分为三个时期：45～64岁称为初老期，65～89岁称为老年期，90岁以上称为老寿期。发展中国家也做出规定：男性55岁，女性50岁为老年期限。根据我国的实际情况，规定45～59岁为初老期，60～79岁为老年期，80岁以上为长寿期。

2. 根据生理年龄确定

所谓生理年龄，就是指个体细胞、组织、器官、系统的生理状态，生理功能以及反映这些状态和功能的生理指标来确定的个体年龄。生理年龄分为四个时期：出生至19岁为生长发育期，20～38岁为成熟期，40～59岁为衰老前期，60岁以上为衰老期。生理年龄60岁以上的人，被认为是老年人。但生理年龄和年代年龄的含义不一样，也不同步。生理年龄的测定主要采用血压、呼吸量、视觉、听觉、血液、握力、皮肤弹性等多项生理指标来决定。

3. 根据心理年龄确定

所谓心理年龄，是根据个体心理学活动的程度来确定的个体年

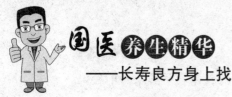

龄，以意识和个性为其主要测量内容。心理年龄分为三个时期：出生至19岁为未成熟期，20～59岁为成熟期，60岁以上为衰老期。心理年龄60岁以上的人，被认为是老年人。心理年龄和年代年龄的含义是不一样的，也是不同步的。比如，年代年龄60岁的人，他的心理年龄很可能只有四五十岁。

4. 根据社会年龄确定

所谓社会年龄，是根据一个人在与其他人交往的角色作用来确定的个体年龄。也就是说，一个人的社会地位越高，所起的作用越大，其社会年龄也就越成熟。

综上所述，虽然年代年龄受之父母，无法改变。但是，生理年龄、心理年龄和社会年龄却可以通过身心锻炼、个人努力来加以改变。如此不仅可以延迟衰老，还可以弥补年代年龄之不足。所以，一个人是否衰老，不能单纯看其出生年龄，还要看其生理年龄，尤其是心理年龄。因为一个人的心理状态对生活有着很强的反作用力。

对于垂暮之年的老年人来说，他们已步入了人生的最后阶段，身体的各项健康指标也在逐渐下降。这时候，他们更需要加强体育锻炼，这样不仅能使自己的身体健康常驻，而且能够在心理上永葆青春。

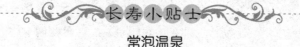

长寿小贴士

常泡温泉

研究表明，过去20年间，长寿之国冰岛居民的心脏病发病率降低了50%，这与他们热衷露天温泉有关。常泡温泉，不仅可以治愈关节炎、哮喘等慢性病，对各类皮肤病也有显著疗效，还能有效缓解现代人的精神压力。

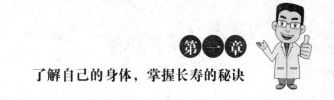
提高长寿"指数"，从自身做起

　　冯友兰，当代著名的思想家、哲学家，以"三史释古今，六书纪贞元"总结自己的学术成就，并将人的境界分为"自然境界""功利境界""道德境界""天地境界"四个境界，一生以追求天地境界为己任，终享95岁高寿。冯老在才学上的造诣极高，在养生保健方面也颇有心得。冯老对自己一生的物质生活要求很低，他一心只对哲学感兴趣。对于这样一个有着丰富精神世界的人来说，健康长寿是一件必然的事情。

　　从古至今，不管是平民百姓还是至高无上的君王，都追求长寿。可以说，在长寿路上，人人都是趋之若鹜的。随着年龄的增长，衰老、疾病以及由于工作、生活和家庭的变化而导致的生理异常，逐渐成为人们长寿之路上的"绊脚石"。但是，也有相当多的人能够正视现实，学习延缓衰老、防治老年病的相关知识，并善于遵循科学的养生方法进行自我保健，从而使自己跨入健康长寿者的行列。

1. 重在预防，治病与防病相结合

　　古人有言，"不治已病治未病，不治已乱治未乱"。可见，古代医家对预防疾病十分重视。现代医学也指出，对于那些严重危害人

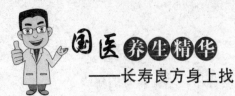

体健康的常见病、多发病，只要注意预防，养成良好的生活习惯，摒弃不良的生活方式，就可以避免罹患其他疾病。即使这些疾病已经发生，也不能轻易放弃。只要积极增强防范意识，以身作则，身体力行，就可以减少和避免并发症的再次发生。所以，对于常见的老年慢性病，必须配合积极治疗。与此同时，还要注意治中有防，防中有治，重在预防。

2. 重在养心，养生与养心相结合

养生属于一种行为科学，是自我保健的重要组成部分。养生包括三个层次：下士养身，中士养气，上士养心。只要养生得法，则可以祛病延年，其最重要的就是养心，即中医所讲的"调神"。对于老年人而言，健康的精神状态不仅能提高人的免疫功能，还能抵御各种疾病的侵袭。生活中，老年人难免会有各种各样的烦恼，但只要正确疏导，遇事乐观豁达，不为烦恼所困，就可以保持良好的心态。

3. 重视精神生活，物质生活与精神生活相结合

人们经常迷失于物质生活，而忽略了精神生活。殊不知，物质生活和精神生活是紧密相连、不可分割的整体，如果失去一方，另一方就会失去存在的条件而不复存在。精神生活与物质生活可以相互补益，同时丰富的精神生活能够提高物质生活的功效。合理的饮食、必要的营养，不仅是维持生命的需要，而且还有助于延缓衰老的进程。但老年人的脏腑功能逐渐衰弱，对物质生活尤其是饮食、营养乃至进补的需求将逐渐"淡化"，而对精神生活的需求则显得日益重要。

足见，老年人除了积极培养自身的兴趣，参加各种有益于身心健康的活动，还应该保持高尚的情操和对美好生活的执着追求，以再现人生价值，从而得到社会、家庭成员的尊重、理解和关爱，使晚年生活过得更快乐、更幸福。

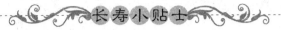

长寿小贴士

多病也会长寿

据医学研究，人体在患某些疾病痊愈后，反而增强了对该病的抵御能力。生活中常有这样的人，年轻时体弱多病，年老后却老当益壮。再者，多病者尝过病痛的滋味，很会保养身体，他们有病就求医，并坚持必要的健身锻炼。因为有病，他们不再放纵，主动与疾病作斗争。此外，作为多病者，他们深知"怒气伤身"，所以不争强好胜，不为小事生气。这样一来，能量消耗相对缓慢，"细水长流"使他们的生存期限得以延长。

健康与寿命，60% 取决于自己

寿星养生档案

邓小平，伟大的马克思主义者，无产阶级革命家、政治家、军事家、外交家。邓小平享寿93岁，这在全世界的伟人中并不多见。他在75岁高龄时，健步登上了黄山；80多岁时，还能在大海中畅游1个多小时。当邓小平谈到自己的养生之道时，他曾说："我今天的思维还不算老化，主要还是靠日常的运动，如散步、打拳、游泳等；对问题、对事物多抱以坦然乐观的心情；生活正常，调理得当；读

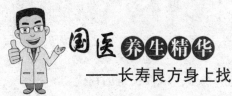
书、看报、打桥牌、看足球、逗小孩。"他的养生长寿之道，归纳起来就是"乐观豁达、勤于动脑、坚持锻炼、合理膳食、家庭和谐"20个字。

随着人们生活水平的不断提高，国人的人均寿命也在不断延长。如何才能达到健康而长寿的目的，这是人们热切关注的问题。现阶段，我国的人口老龄化形势发展迅速，目前我国60周岁以上老年人口已达1.53亿。可见，人口老龄化已成为一个不可避免的现实，但是几乎所有的人都希望自己能够长寿。虽然长寿是一件好事情，但如果伴随着疾病和伤痛而延长的生命，依然不能使人们幸福地生活。对于那些重病缠身或者处于瘫痪状态的人们来说，这样的长寿简直就是一种灾难。

据统计，在这些老年人中，仅老年性痴呆患者就达到600万人以上，而正是这些多样化的老年性疾病，在严重损害老年人身心健康的同时，也给患者及家庭、社会带来巨大的痛苦和沉重的负担。可见，健康与长寿受诸多因素的影响。为此，科学家还专门用一个公式来表述健康及其影响因素的关系，具体公式如下：

健康状况 = 函数（环境因素 + 医疗保健 + 个人生物学因素 + 生活方式）

从上面的公式中可以看出，函数是指一个特定的关系数字，而括号中的四项都与健康成一定比例关系。其中，环境因素包括自然环境和社会环境；医疗保健包括预防、治疗、康复和自我保健等；个人生物学因素包括机体生理、遗传因素等；生活方式包括饮食、活动、睡眠、娱乐、社交及有无不良嗜好行为（如吸烟、酗酒、性乱、药物依赖等）。

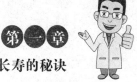

从公式的具体内容来看，有些因素是个人不可控制的。比如，环境因素、个人生物学因素等。而个人的生活方式，则完全掌握在自己手中，而这一因素对健康状况的好坏起到关键性作用。

为此，世界卫生组织对各项影响健康的因素的重要性做了相关提示：每个人的健康和寿命，15%决定于遗传，10%决定于社会因素，8%决定于医疗条件，7%决定于气候影响，60%取决于自己。这就有力地印证了健康离不开健康生活方式的说法。所以，一个人想要健康长寿，必须努力做到以下六点：

（1）保持健康的心理状态，这是防治心身疾病的重要措施之一。以平常心态来对待事情，知足常乐。

（2）科学合理的膳食结构。做到不偏食，不挑食，摄入全面而丰富的营养物质。尽量做到饮食清淡，少吃过甜、过咸的食物，适量增加微量元素铁、锌、钙的摄入量以及维生素的摄入量。此外，食物不可过精，要适当吃些粗粮和粗纤维的食物，忌暴饮暴食。

（3）有规律的适量运动。多参加一些有益于健康的文体活动项目，不仅可以使心情舒畅、体魄健壮，还有益于健康长寿。而最好的锻炼方法是快走、慢跑、游泳、爬楼梯、骑自行车等。

（4）保持良好的生活习惯。要做到不吸烟，不酗酒，保持充足的睡眠，拒绝熬夜，切记保持和谐的性生活。

（5）了解和掌握一些保健知识，定期体检，做到有病早治，无病预防，不滥用抗生素等药物。

（6）尽量避免各种有害物质源（毒素），包括抽烟、污染、腌制食品、激素、药品、化妆品和食品添加剂等。

总而言之，无论是预防为主、讲究生活方式还是注意自我保健，都离不开个人的主观努力，因为健康与寿命的60%取决于自己。

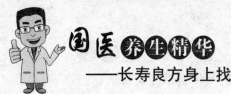

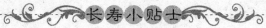

长寿小贴士

了解家人的病史

要预知你未来的健康状况，首先从家人入手。建一份家庭"健康档案"，列出你所有的直系亲属——爷爷、奶奶、姥姥、姥爷、父母、兄弟姐妹等，记录他们的既往病史、诊治情况以及历次体检结果等。去看病时，医生一翻档案便一目了然。其次还要妥善保存自己的病历、X光片、心电图、化验单等原始单据。

一个人的寿命有多长？

寿星养生 档案

齐白石，蜚声海内外的著名国画大师，作画之余坚持锻炼身体，故年近百岁之时，仍精力充沛，挥毫不止。齐白石享寿93岁，在挫折面前，齐老总是不气馁、不消沉，永远保持积极、向上的情绪。他爬山写生，涉险作画，追求山水意境，陶醉于自然美景，这种手脑并用、脑体结合的游览作画生活，对他的长寿也起到了重要作用。在谈到自己的养生秘诀时，他坦言说："养生贵在自然，养成良好习惯，不可夸大某些养生之法的功效。"齐老的养生有十分独到之处，归纳为"养生五绝"，即：一"七戒"，二"八不"，三"喝茶"，四"食之有道"，五"拉二胡"。

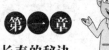

了解自己的身体，掌握长寿的秘诀

一个人的寿命究竟有多长？这是一个十分复杂的问题。几千年以来，这个问题吸引了千千万万人的心，有人问卦、有人算命、有人求神拜佛、也有人祷告上帝……花样之多，无奇不有。

何为寿命？所谓寿命，是指从出生经过发育、成长、成熟、老化以至死亡前机体生存的时间，通常以年龄作为衡量寿命长短的尺度。然而，寿命的长短是受多种因素影响的，比如与先天禀赋的强弱，后天的给养、居住条件、社会制度、经济状况、医疗卫生条件、环境、气候、体力劳动、个人卫生等多种因素的影响有关。每个人自出生以后，就带着先天的遗传因素，经历社会因素的不断洗炼，生物因素的各种干扰，特殊意外情况的不幸遭遇，从而使寿命不尽相同。这些是否意味着一个人的寿命深不可测呢？其实并非如此，通过不断的努力，人们总能够探索出一条长寿的规律，从而算出寿命的长短。

常听老人们说，"七十三，八十四，阎王不叫自己去"。在他们看来，73、84岁真的是一道无法逾越的坎儿，其实并不是这样。现如今，90岁高龄甚至百岁老人比比皆是。一个人的寿命，可以通过后天因素得到控制。也就是说，人们可以根据各种因素来计算自己的预期寿命。目前，最流行的测算预期寿命的方法，是以我国平均预期寿命76岁为基数，进行下列推算：

（1）如果你是男性减少2岁，是女性增加1岁。

（2）如果你懂一些养生之道，经常看保健读物增加2岁。

（3）如果你居住在100万人口以上的城市市区，减少2岁；居住在人口少于1万人的小镇或农村，增加2岁。

（4）如果你的祖父母或外祖父母中有1人活到85岁，增加2岁；如果他们4人都活到80岁以上，增加6岁。

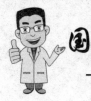

（5）如果你的父母中有 1 人 50 岁前就死于中风或心脏病，减少 4 岁；如果你的父母、兄弟姐妹中有任何一人 50 岁前死于癌症或心脏病，或者你自己就有先天性糖尿病，减少 3 岁。

（6）如果你是一位富翁，减少 2 岁。

（7）如果你有大学文凭，增加 1 岁。

（8）如果你 65 岁还在工作，增加 3 岁。

（9）如果你有配偶并且住在一起，增加 5 岁；如果没有，从 25 岁起每独居 10 年减少 1 岁。

（10）如果你经常伏案工作，减少 3 岁；经常从事体力劳动，增加 3 岁。

（11）如果你每星期进行各种体育运动累计达 5 次，增加 4 岁；每星期累计达 2 次，增加 2 岁。

（12）如果你每天的睡眠时间在 10 小时以上，减少 4 岁。

（13）如果你经常感觉紧张、易怒、性急，减少 3 岁；感到生活很轻松，增加 3 岁；经常感到快乐，增加 1 岁；经常感到不快乐，减少 2 岁。

（14）如果你每天抽烟 2 包以上，减少 8 岁；每天 1 ~ 2 包，减少 6 岁；每天在 1 包以下，减少 3 岁。

（15）如果你每天喝白酒 1 ~ 2 两，减少 1 岁。

（16）如果你每天喝茶 6 杯以上，增加 2 岁。

（17）如果你体重超过标准 5 公斤，减少 2 岁；超过 15 公斤，减少 4 岁；超过 25 公斤，减少 8 岁。

（18）如果你已经超过 40 岁，每年都体检 1 次，增加 2 岁。

（19）如果你是超过 40 岁的女性，每年看妇科 5 次，增加 2 岁。

（20）如果你今年 30 ~ 40 岁，增加 3 岁；40 ~ 50 岁，增加 5 岁；

超过70岁，增加6岁。

通过以上简单的计算方法，就可以得到一个大致数据，这就是一个人的预期寿命。当然，这里的数值只是根据影响寿命的因素推算出来的，不可以过分放在心上。最为关键的是，要从中了解到，怎样的生活方式更有利于健康长寿。

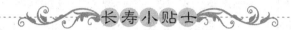

长寿小贴士

睡觉时，家电保持安全距离

"临睡前，你一般把手机放在哪里？如果是放在床头柜等离身体很近的地方，那是不合适的。"高德曼博士建议，手机至少要放在离床4.6米远的地方，否则它发出的电磁波会改变你的精神状态和睡眠模式。这个安全距离对电子钟、收音机、电视、计算机、无绳电话等都适用。

人活百岁，并不只是幻想

寿星养生 档案

季羡林，当代著名的语言学家、散文家、东方文化研究专家。季羡林享寿98岁，他博古通今，学贯中西，被誉为"学界泰斗"。在谈到养生之道时，季老说自己年轻时从不锻炼，每天写作研究，一坐就是一天，饮食上也没有刻意去调理，什么都吃。对于心情的调理方式，季羡林说了4

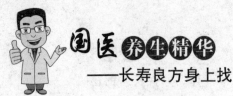

个字：宁静致远。纵观季老的一生，无论从修身养性的角度，还是从为人处世的角度，"宁静致远"这四个字的确是对其本人最简明的概括。他之所以能得此高寿，的确与这四个字是分不开的。

科学家们认为，对人类来说，20年后影响人们健康和寿命的可怕因素，不是艾滋病，不是核武器泛滥，也不是瘟疫和癌症，而是不良的生活方式。这就是说，未来大量的死因将源于不健康的生活方式。生活方式中最核心的问题便是生活习惯，而生活习惯在很大程度上决定人的寿命的长短。因此，人们只要改变自己不良的生活方式和生活习惯。那么，人活百岁将不再只是梦。

从理论上来讲，一个人究竟能活多久呢？《黄帝内经》有"尽终其天年，度百岁乃去"的说法，意思是说人的寿命可达100岁。《尚书》提出"一曰寿，百二十岁也"，即活到120岁，才叫做活到了应该活的岁数。大哲学家王充还提出："百岁之寿，盖人年之正数也。犹物至秋而死，物命之正期也。"晋代著名养生家嵇康也认为，"上寿"可达百二十，"古今所同"。据上所述，祖国医学认为，人的寿命应该是100～120岁左右。长期以来，人们一直没有研究出科学的测算寿命的办法。然而，随着科学技术的进步，人们提出了3种测算人类极限寿命的方法：

1. 生长期测算法

这个方法是荷兰解剖学家巴芳率先采用的。他认为，哺乳动物的寿命一般相当于生长期的5～6倍，而人类的生长期（最后一颗牙齿长出的时间）长达20～25年，由此可以推算出人的自然寿命应该为100～150岁。

2. 细胞分裂次数与分裂周期测算法

这是美国科学家赫尔弗·利克首先采用的方法。他认为，人的自然寿命相当于细胞分裂次数与分裂周期的乘积，由于人体细胞分裂的次数为 50 次，分裂周期为 3 年，由此可以推算出人的自然寿命应该在 150 岁以内。

3. 性成熟期测算法

这是科学家哈尔列尔等首先采用的方法。他认为，哺乳动物的寿命一般相当于性成熟期的 8 ~ 10 倍，由于人类的性成熟期为 13 ~ 15 年，由此可以推算出人的自然寿命应该为 110 ~ 150 岁。

以上三种推算方法虽然不尽相同，但无论是哪一种推算方法，其结果都充分表明，人的寿命应该在百岁之上。

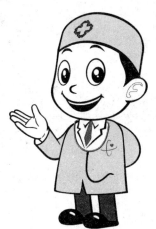

从实际情况来看，古今中外长寿老人活到百岁的不乏记载，甚至活到 150 岁以上的也不罕见。比如，我国唐代医学家甄权、孙思邈和王冰等人不仅活到了百岁，而且还能读书行医。又如，四川省绵竹县的老中医罗明山，他在 113 岁时还不肯歇息，每天坚持看 6 小时的门诊，可以诊治 40 多位患者，这种精气神儿实在让人钦佩不已。

如今，也有不少资料表明，人类的平均寿命正逐渐向天年靠拢。以前的人们总是讲"人生七十古来稀"，而到了现在，则有"八十不为老，七十不算稀，六十正当年，五十小弟弟"的说法。可见，虽然目前人的平均寿命只达到 70 岁左右，但距离人类真正"寿终正寝"的年限还差之甚远。所以说，人活百岁并不只是幻想，是完全可以实现的。

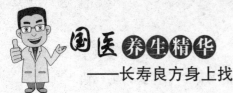
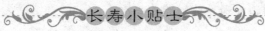

长寿小贴士

睡前泡脚 20 分钟

每天用热水泡脚 20 分钟，可以使心脏病患者的心脏血管机能得到改善。泡脚还能使血液循环加快，缓解疲劳，促进睡眠。年轻人每天泡 15～20 分钟，老年人可延长至 20～30 分钟，水温不要超过 40℃。

健康长寿要遵循"十要诀"

寿星养生 档案

巴金，我国文学史上首屈一指的百岁作家，享寿 101 岁。当有人向他请教长寿秘诀时，他表现出很难回答的样子。但他有一句名言，"精神快乐是人类最好的滋补品"，道出了长寿的奥秘。一是不为名利羁绊。巴金曾说："我一生始终保持这样一个信念，生命的意义在于付出，在于给予，而不是在于接受，也不是在于索取。"二是终生豁达乐观。人生难免不如意，有的人为之身心俱疲，有的人则泰然处之。晚年患病期间，巴金也表现得十分乐观，每当病情好转，他总要对医护人员和亲朋好友表示感谢。三是永葆爱心善心。具有爱心的人，无论待人接物，都懂得以人为本，与人为善，乐于助人，关心社会。这样的人，寿命亦长。

了解自己的身体，掌握长寿的秘诀

上下五千年，许多人梦寐以求长生不老，求仙方，觅仙果，炼金丹，结果无一人能逃过死亡的劫数。尽管如此，人类也积累了丰富的养生保健经验，使平均寿命不断提高。现将古人防病治病、延年益寿的良方介绍如下，只要你身体力行，将对你的健康大有裨益。这些保健良方既十分简单，又很容易做到，概括起来，大致有如下十要诀。

1. 要诀一：一贯知足

人们常说"知足者常乐"，乐为长寿之要诀，而乐与知足又有着千丝万缕的联系。知足者活得简单，活得快乐。只有知足，才能适应自然规律而得高寿，颐养天年。

2. 要诀二：二目远大

人生之路不可能永远一帆风顺，处处充满矛盾，要化解矛盾，就要站得高一点，看得远一些，从长远利益着眼，切忌势利眼、目光短浅、见小利而忘大义。相反，若能高瞻远瞩，坚定理想信念，顺应自然，对身心健康百利而无一害。

3. 要诀三：三餐有节

老年人要坚持"早餐吃好，午餐吃饱，晚餐吃少"的一日三餐饮食原则，不偏食，有节制，有规律。反之，饱一顿饥一顿，最容易伤脾胃。人要健康长寿，就先要保持胃的年轻态，故三餐有节十分重要。

4. 要诀四：四季不惰

"四季不惰"说的是生命在于运动，人们应该坚持锻炼身体，切忌三天打鱼两天晒网。最佳的有氧代谢运动是步行，每天步行3公里，时间为45分钟左右。老年人还可以选择其他形式的运动，如游泳、骑自行车、打太极拳、体操、打球、爬楼梯等等，但须量力而行。

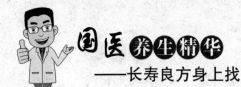

5. 要诀五：五谷皆香

"五谷皆香"说的是饮食方面的保健。老年人的饮食应以清淡为主，多吃蔬菜、水果，粮食最好是杂粮、粗粮，可以适量吃一些豆制品、野菜。同时，每天应保证进食一定量的瘦肉、鱼、蛋，以达到营养平衡。对于动物脂肪，以及食糖、食盐则应尽量少吃。

6. 要诀六：六欲不张

人生在世，会有各种各样的欲望，诸如食欲、色欲、财欲、权欲、名欲等。但是人的欲望，须有理有节，一旦超过了一定的尺度，便是纵欲。古人云："欲不可以纵，纵则成灾。"纵欲不仅伤"心"，而且伤"身"。

7. 要诀七：七分忍让

与人交往以诚相待。发生争执，"忍"字当头。俗话说"气大伤身"，生气能伤肝肾，伤神经，伤脾胃，使人肝气不畅，胃肠功能紊乱，严重时还能使人精神失常，郁郁寡欢而亡。生活中处理纠纷和隔阂时，应推崇郑板桥的"难得糊涂""吃亏是福"。这就是所谓的"退一步天高地阔，让三分心平气和"。

8. 要诀八：八方交往

孤独是老年人健康的大忌。长期孤独，不仅会使大脑加速老化，使人早衰，而且还可能引起老年性痴呆等疾病。老年人应拒绝孤独，广交有益的朋友，不管贫富，不分年幼，增加生活的情趣，使生活充实而开心。

9. 要诀九：酒（九）少烟除

老年人不要饮烈性酒，可以少饮一些红葡萄酒。一定要戒除吸烟的坏毛病，事实证明，戒烟对人、对己都有好处。

10. 要诀十：十分坦荡

有句俗话说："将军额上能跑马，宰相肚里能撑船。"孔子曰："君子坦荡荡，小人常戚戚。"人到晚年更应坦坦荡荡，心平气和，快快乐乐地过日子。

综上所述，各种健身方法都不受时间、环境等条件的限制。关键在于您能否付诸实施，并持之以恒。只要做到这十诀，一定会让你青春常驻、身轻体健、延年益寿。

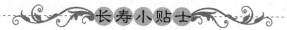

长寿小贴士

生活只取所需，勿恋舒适

保持简单、基本的需求对健康有益。选择喝白开水而不是碳酸饮料，选择步行而不是开车，选择自己烹饪而不是去餐馆用餐。基本的生活所需不仅能满足你的需求，还能让你的身体不会因贪恋舒适而产生惰性。在这种生活节奏中，你会越来越勤快，而不是成为每天看电视的"沙发族"。

人的寿命，"由人注定"

寿星养生档案

钱学森，我国著名的科学家，被誉为"中国航天之父""中国导弹之父"和"火箭之王"，长期在科学研究的尖端领域呕心沥血、夜以继日。他之所以能得享98岁高寿，奥

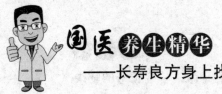
妙何在？在饮食方面，钱老没什么讲究。他曾说，"四菜一汤就挺好"。从不抽烟，也不喝酒，这是他一生坚持的原则。生活中，他每天除了浏览报刊，还喜欢听听广播。此外，听音乐也是他主要的休闲养生方式。钱老认为，音乐给了他慰藉，也引发了他幸福的联想。他常说："我没有时间考虑过去，我只考虑未来。"这种积极向上的态度，也是他长寿的一个原因。

人生在世，每个人的寿命各不相同。那么，寿命究竟是由谁来决定的呢？过去的老人常言，"寿命由天定"。难道一个人的寿命真的是由老天说了算吗？

在上古时代，人们对寿命的问题研究得还不够透彻。在科学文化落后的社会里，人们对寿命的问题虽然有所理解，但依然十分肤浅，更有甚者还借助神灵鬼怪来对其进行一番评议。让人难以置信的是，在今天现代化的文明社会中，居然仍然还有人相信"寿命是天注定的"这一说法。特别是一些老年人，对此更是深信不疑，他们总觉得"自己活多久，老天爷早就定好了的"。

如此看来，寿命真的是由老天说了算吗？当然不是，一个人的寿命长短是由自身的行为来决定的。在我国古代著名的《孔子家语》一书中早就提及道："人有三死，而非其命也，己自取也。"这里所谓的"三死"，分为以下三种情况：

第一种情况是"寝处不时，饮食不节，逸劳过度者，疾共杀之"。该睡觉时不睡，该起床时不起，吃喝没有节制，过度安逸或劳累，各种疾病就会一起来戕杀生命。

第二种情况是"居下位而上干其君，嗜欲无厌而求之不止者，刑共杀之"。处在下属的位置，却又去干涉高层的事务，嗜好贪欲总是不能满足，而极尽各种手段追求不止，就会触犯刑律，各种惩罚就会一起来戕杀生命。

第三种情况是"以少犯众，以弱侮强，不类，动不量力者，兵共杀之"，以少数人的利益侵犯大众的利益，以弱势攻击强势，但凡不量力而行的，刀兵之灾就会一起来戕杀生命。

这"三死"都不是命该如此，而是自己的行为不当自取短命。那些有智慧、有仁德的人，不仅十分注意保养身体，而且有所节制。在决定是否去做一件事情时，不仅要看这件事有没有好处，还要看事情是否符合道义。在喜怒哀乐上，表现也适合时宜。如果所作所为没有伤害人的本性，不是就可以达到高寿了吗？

历史上著名的政治家曹操在《龟虽寿》中曾有言："神龟虽寿，犹有竟时。螣蛇乘雾，终为土灰。老骥伏枥，志在千里。烈士暮年，壮心不已。盈缩之期，不但在天。养怡之福，可得永年。"其意就是在告诫我们，有志之人，虽然知道人寿有限，但绝不应该相信成败寿夭全由天定。

从现代科学的角度来看，人的寿命不仅仅是由生到死的时间概念。人自从出生后，除了带着先天的遗传因素外，还要历经社会因素的洗礼、生物因素的干扰、特殊情况的遭遇等。所以，人的寿命不尽相同，人的寿命长短也不可能仅由先天的遗传因素来决定。

综上所述，在这个世界上，只有人才能改造并影响寿命的外界环境，其他任何自然条件都只不过是人的机遇而已。如发展社会生产力，加快科学技术的发展，改善生活条件，提高人们的福利待遇，增强战胜各种疾病的能力等，都要依靠人的力量，才能延长人类的寿命。所以，从某种意义上说，寿命应该是"由人注定"，并不是老天说了算。

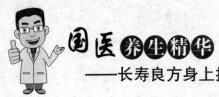

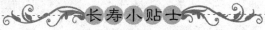

长寿小贴士

快走"甩掉"糖尿病

每天快走30分钟，每周5次，只需3年，就可降低2型糖尿病发病率，并大大延缓身体衰老的进程。走路时，不妨挺直腰板，平视前方。每走一步，身体重心都沿着脚后跟—脚外侧—小脚趾附近—大脚趾顺序移动一次。与普通走法不同的是，这种姿势最大限度地利用了那些以前被"闲置"的肌肉。如果能够长期坚持下去，不仅可以降血脂，还可以使肌肉的弹性增加。

历史以来活得最久的老寿星

寿星养生 档案

赵朴初，我国著名的佛教学家、社会活动家、爱国宗教界领袖，享寿93岁。赵老的养生之道有三：一是蔬食，二是按摩，三是"静想"。此外，赵老还指出"乐观是养生的不老丹"，乐观是一种积极向上的心态，可以激发人的活力和潜力；"善良是养生的营养素"，心地善良的人，就会献爱心，就会乐于助人；"淡泊是养生的免疫剂"，有了淡泊心态的人，就不会在世俗中随波逐流，就不会得之大喜，失之大悲；"宽容是养生的调节阀"，人在社会交往中，吃亏、被误解、受委屈是难免的，宽容就能严于律己，宽

以待人，这就等于给自己的心理安上调节阀。这就充分体现了赵老乐观、善良、淡泊、宽容的心态。

在我国，人们一致认为，有史以来寿命最长的人就是彭祖。从现在已知的文献典籍来看，历史上确实是有彭祖这个人的。彭祖被人们称为"长寿第一人"，他原本姓钱名铿，是颛顼帝三玄孙、轩辕皇帝的第8代传人。据说他生于夏代，到商末时已经800岁（当时的纪元以60天为1年。按照这种算法，彭祖活到今天的130多岁倒也不是没可能）。

在正式的历史记载中，明朝谢肇浙《五杂俎》一书中的描述可信度比较高，他曾做过如下统计："人寿不过百岁，数之终也，故过百二十不死，谓之失归之妖。然汉窦公，年一百八十。晋赵逸，二百岁。元魏罗结，一百零七岁，总三十六曹事，精爽不衰，至一百二十乃死。洛阳李元爽，年百三十六岁。钟离人顾思远，年一百十二岁，食兼于人，头有肉角。穰城有人二百四十岁，不复食谷，唯饮曾孙妇乳。荆州上津县人张元始，一百一十六岁，膂力过人，进食不异。范明友鲜卑奴，二百五十岁……此皆正史所载。"

其中"洛阳李元爽"是唐代诗人白居易在《九老图诗序》一文中提到的，他晚年定居洛阳，74岁时与八位年纪比他大的老人组织了一个"九老会"，其中最老者就是李元爽，时年136岁。按照这些记载，过去活过120岁的人并不少见，有的甚至活到二百多岁。但是在今天看来，这些记载并没有事实依据，因为古时即使有人的死亡证明，也找不到医生开的出生证明。然而，在世界上既有死亡证明又有出生证明的人的确是存在的。

比如，全球长寿男冠军是来自日本的泉重千代，他于1864年6

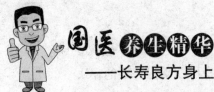
月 29 日出生于日本鹿儿岛县德之岛的伊仙町,死于 1986 年 2 月 21 日,享年 120 岁 237 天。据说,他一直工作到 105 岁,才退休在家安度晚年,实在是了不起的人物。

又比如,世界上寿命最长的女性是法国人詹妮·路易·卡门 (Jeanne Louise Calment),她于 1875 年 2 月 21 日,出生于一个长寿世家,在世时就声称有信心打破吉尼斯世界纪录,她真的做到了。她一生的经历非常丰富,在 100 岁时她还照样骑自行车,走起路来也行动自如。到 110 岁时,她才从公寓搬进了养老院。117 岁时,她才正式戒烟。她的一生送走了 17 位法国总统,亲眼目睹了苏联的诞生和解体,经历了两次世界大战。直到 1997 年,她在养老院安然去世,享年 122 岁 164 天。

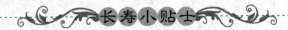

长寿小贴士

打盹小睡 = 小型度假

研究表明,在中午的时候,如果能小睡一会儿,不仅能提高人的精力和警觉性,心血管系统也会变得更舒缓,而且还可以降低人体的紧张度,其效果就如同度过了一个小型假期。

"食"来运转，吃出来的长寿 第二章

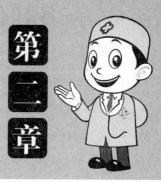

常言道，"病从口入"，可见人体健康与饮食之间的密切关系。医学专家认为，在影响人们长寿的诸多因素中，合理饮食是极其重要的因素之一。因此，防止"病从口入"，坚持合理、科学、卫生的饮食习惯，是健康长寿的重要条件。人们只有重视食养食疗，改变自己的饮食方式，才能将吃出来的疾病吃回去。"食"来运转，才能吃出健康，吃出长寿。

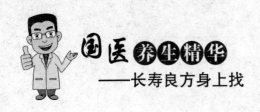
多样化饮食，让你更长寿

陆游，南宋大诗人。不但是大文豪，而且是养生专家，享寿85岁。写诗文9300多篇，这在古代文坛上堪称高寿、高产。陆游从五个方面谈及养生之道：一是要注意那些不利身体的小事。"秋毫失固守，金丹亦奚为？"一有不慎，百疾从生。二是要保持精神愉快。要知足常乐，不要斤斤计较，自寻烦恼。三是要宽宏大量，"宰相肚里能行船"。四是不要轻举妄动，凡事要三思而后行。古有"是非出自多开口，灾难来自强出头"之训，切要牢记。五是要注意饮食调节。此外，陆游还主张"每食视《本草》"，固然要求过严，但按照医学道理调节饮食确是应该的。他在晚年曾作诗云："养生如艺树，培植要得宜。"陆游的许多养生诗，对现代人的修身养性亦颇有裨益。

营养学认为，最好的饮食其实是平衡膳食。平衡膳食的第一原则就要求食物要尽量多样化。多样化有两个层次：一个是类的多样化，就是要尽量吃粮食、肉类、豆类、奶类、蛋类、蔬菜、水果、油脂类等各类食物；另一个是种的多样化，就是在每一类中要尽量吃各种食物，比如肉类要吃猪肉、牛肉、羊肉、鸡肉、鱼肉、兔肉、鸭肉等。

粮食也是如此，只吃精米、白面是不符合平衡膳食原则的，还要吃粗杂粮。对此，中医古籍《黄帝内经》已有认识，"五谷为养，五果为助，五畜为益，五菜为充"。在五谷里面通常认为稻米、小麦属细粮；粗杂粮是指除稻米、小麦以外的其他粮食，即玉米、荞麦、燕麦、小米、高粱、薯类等。

1. 粗杂粮营养价值更高吗

虽然一些说法给人们带来这样的印象，即粗杂粮的营养价值比细粮要高得多，但实际上不同种类谷物的营养各有特点，营养价值也不尽相同。因此，最重要的不是粗杂粮比细粮好多少，而是不要偏废一种甚至只吃一种，保证主食的多样化。在保证主食多样化的前提下，有意识地多选择粗杂粮，可以作为饮食营养的第二个原则。

2. 为何要吃粗杂粮？

从理论上来讲，粗杂粮的营养价值并不比细粮高出多少。那么，为什么还要强调吃粗杂粮呢？这是因为现代人主要吃精米精面，吃粗杂粮的机会实在太少了，主食不够多样化，不符合平衡膳食的营养原则，不利于营养摄入和健康。所以，强调多吃粗杂粮首先是因为要保证主食的多样化。

一些目前尚未解决温饱的贫困地区的人们，主食几乎全部是粗杂粮，从营养学的角度上说，这样的饮食也是不均衡、不全面的，因为他们的主食同样不够多样化，同样不符合平衡膳食的原则，同样不利于营养摄入和健康，只不过这时应该强调的是多吃细粮。对我国绝大多数已解决温饱、正在奔小康或已经步入小康的居民来说，他们有足够的选择食物的余地，这时营养知识可以指导他们避免营养过剩导致的所谓"富贵病""文明病"，多吃粗杂粮也是一个好建议。

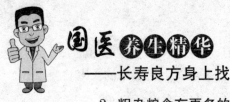
3. 粗杂粮含有更多的膳食纤维

膳食纤维，是一种不能被人体胃肠道消化吸收的植物食物的残余物，因为不能被消化和吸收，所以它并不能给人提供营养元素。不过，这并不妨碍它具有非常好的健康价值。事实上，正是因为它对人体健康具有很多不可取代的作用，所以被称为"第七营养素"（前六个是蛋白质、脂肪、糖、维生素、矿物质和水）。膳食纤维的主要作用有降糖、降脂、抗饥饿、减肥、通便、解毒防癌、增强抗病能力等。增加膳食纤维的摄入是避免高蛋白质、高脂肪、高热量的饮食结构，是预防肥胖病、糖尿病、高血压、冠心病、高脂血症、肿瘤等富贵病的重要举措。

4. 粗杂粮含更多的微量元素

同样是因为加工程度不同，粗杂粮的某些微量元素，比如铁、镁、锌、硒的含量要比细粮多一些。这几种微量元素对人体健康的价值是相当大的，不过需要指出的是，无论细粮还是粗杂粮，其微量元素的含量与人体的需要量相比都不够多，算不上丰富，并且其吸收率很低，难以被人体利用。

所以，想要依靠粮食来满足身体对这些微量元素的需要，几乎是不现实的，即使你的全部主食都是粗杂粮，也是不可行的。

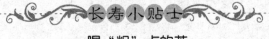

长寿小贴士

喝"粗"点的茶

"粗茶"指的是较粗老的茶叶，如竹叶、柳叶、枣叶等。价格昂贵的新茶反而不如价格相对便宜的"粗茶"。"粗茶"尽管又苦又涩，但其中的茶多酚、丹宁含量丰富。既有抗衰老作用，还能降血脂，防止血管硬化，维护心、脑血管的正常功能。

养生，就要吃好早餐

孙思邈，唐代著名的医学家、养生家，享寿 101 岁，被人们尊称为"药王"。据说，孙思邈年少时体弱多病，因而才走上了学医的道路，后来成为了一代医学大师。他长期居住民间，研究医学，为民疗疾，采种中药，著书立说。除了治病救人，孙思邈还十分重视养生，提出了"善养性""治未病""消未患"等养生法。他在《孙思邈方书》中说过一句话："口中言少，心中事少，腹中食少，自然睡少，依此四少，神仙快了。"寥寥数字，道出了最简单易行的养生道理。不仅如此，孙思邈还提倡养生、食治、怡老，并总结出了四条养生心得，即食养、药治并重；"常欲小劳"；抑情节欲；重视环境居处。

早餐，是我们每天起来的第一餐。很多时候，早餐吃得好不好，很大程度上决定了你这一天是否能够精力充沛，是否能有好的状态工作。不少人习惯在早上随便吃点东西填饱肚子，甚至是空腹去上班，这些坏习惯虽然会让你觉得省事儿，但是最后却会伤害你的胃。早餐怎么吃才是对的呢？

为什么很多人喜欢在清晨醒来后喝蔬菜汁，理由是摄取蔬菜汁里的直接营养及清理体内废物，可这样的做法却忽略了一个最重要

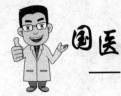

的关键问题，那就是人体喜欢温热的环境。身体温暖，微循环才会正常，所以清早起来第一口食物最好选择温热的。

其实，从中医的角度来看，在吃早餐的时候，不宜先喝蔬菜汁、冰咖啡、冰果汁、冰豆沙，而应该多吃热食。因为早晨的时候，夜间的阴气未除，大地温度尚未回升，体内的肌肉、神经及血管都还呈现收缩的状态，假如这个时候你再吃喝冰冷的食物，必定使体内各个系统更加挛缩、血液流通更加不顺。

也许刚开始吃喝冰冷食物的时候，你不觉得胃肠有什么不舒服，但日子一久或年龄渐长，肠胃吸收营养的功能受到阻碍，出现老是吃却长得不结实，或是大便老是稀稀的，或是皮肤越来越差，时常感冒，小毛病不断，这就是伤了胃气，伤了身体的抵抗力。

因此，早上的第一口食物，应该是享用热稀饭、热燕麦粥、热羊乳、热豆花、热豆浆和芝麻糊等，再配着吃蔬菜、面包、三明治、水果。早餐最好不要选择牛奶，容易生痰、产生过敏，而且牛奶不太适合气管、肠胃、皮肤差的人及潮湿地方的人饮用。

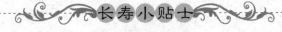

长寿小贴士

适当吃糖果

一份对哈佛大学毕业的 7841 位男生的调查结果显示，食用巧克力及糖果的人，无论他们爱吃的程度如何，都比不食用者的寿命长 1 年。黑巧克力（包含超过 70% 的可可）是一种复合食物，其中含有多种抗氧化剂，能有益心脏、平稳血糖、缓解压力，每天的食用量控制在 10 ~ 20 克效果最佳。调查还显示，那些"适量"吃糖果的人，也就是 1 个月吃 1 ~ 3 块条形糖，效果最好，死亡危险率比不吃糖的人低 36%。

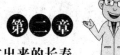

厨房里的"好药"

　　张学良，是一位世纪性的伟大人物，也是我国历史上较长寿的政治人物，享寿101岁。他的经历极不平常，被幽居长达50余载，却能享寿实属难得。张学良的长寿养生秘诀主要有七个：一是有顽强的意志与坚定的信念；二是早起大笑半小时；三是睡眠舒服；四是忘掉恩恩怨怨，心胸平静坦荡；五是依靠夫妻恩爱之情；六是适应生活环境，接受命运的安排；七是性格幽默。在谈及他的养生之道时，他谦虚地说："我没有什么养生之道，就是好吃好喝。我内人的菜烧得很好，平常我白开水、茶、咖啡都喝，走路运动，就是这样而已。"

　　厨房，是烹饪者的天堂，里面除了具备各种食材和烹饪工具，还藏着许多救命的"良药"。在中医学看来，药食同源，药物与食物的关系是既有同处，也有异处。民间亦有"药补不如食补"的说法。下面就为大家介绍藏在厨房里的一些药。

　　1. 八角

　　中医认为，八角性温，味辛，具有散寒止痛、理气和中的功效，所以有健胃、行气的功效。因为八角有助于缓解痉挛、减轻疼痛。

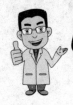

在腹胀痛时，只需要用八角粉 10 克，开水冲服后就能排出肠内积气，消除胀痛。

2. 生姜

生姜具有发汗的作用，是外寒侵袭到体表时用的，如果宝宝突然受凉，用红糖煮点姜汤，或者用可乐加姜热一下，给宝宝喝下，就能很快发汗散寒。另外，如果宝宝受寒胃口不好，有点犯恶心，用点姜汁也有温中止呕的作用。

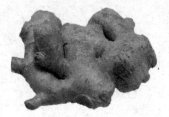

3. 干姜

除了生姜，其实干姜也有很好的作用。干姜和生姜不同，是一味温里的药物。它味辛，性热，不仅能化痰止咳，还可以止腹痛。如果受寒肚子痛，家里有干姜粉，可以冲服一点，能起到暖中的作用；如果有风寒感冒咳嗽，可以用干姜粉 6 克，加开水适量，温热饮用，起到温肺、化痰止咳的功效。即便是受凉导致感冒，但经历一段时间后，这种风寒之症就会有"化热"表现，出现发热加重、咽喉肿痛、流脓鼻涕等症状。此时不可以用姜，否则等于火上浇油。

4. 胡椒粉

胡椒作为一种调味品，味辛，性热，有小毒，温中下气、消痰解毒，因此特别适合治疗因阴寒引起的疾病，可说是健胃、暖胃之佳品。平时做菜时，也可以试试煲一些胡椒猪肚汤，健脾开胃，又温中止痛，特别是能驱胃寒。不过要注意的是，有痔疮、疖肿的患者不太适合吃胡椒，血压高的人更要慎用，如果血压高导致眼底动脉出血、痉挛的患者更是最好不要服用胡椒。

5. 花椒粉

花椒味辛，性温，主治呕吐、风寒湿痹、齿痛等病，不过它有一定的毒性，所以主要还是应用在成人身上，婴幼儿就不建议了。在牙痛的时候只要将约 10 克花椒倒进茶杯里，倒入半杯开水，再盖住泡上 5 分钟，然后倒入一两白酒，再盖住（避免有效成分挥发，降低药效），等其冷却并过滤掉花椒后，喝一口含在嘴里。像平时漱口一样，反复多次，会明显缓解牙痛。不过这种方法对上火、感染引起的牙痛无效。

6. 肉桂

很多人会感觉关节冷痛，而此时可以用点肉桂。比如用肉桂粉 10 克，与羊肉 150 克，一同炖煮，做成羊肉汤食用，能起到补火助阳、散寒止痛的作用。如果微温的水加一匙蜂蜜及一小匙肉桂粉，在身体发痒的地方涂上并按摩，不适也会很快褪去。

需要提醒的是，这些方法只能解一时之困，并不能彻底解决一些疾病。所以，如果情况没有缓解，该就医的时候决不能耽搁。

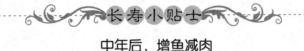

中年后，增鱼减肉

日本长寿专家高居百合子教授指出，人到中年后摄入鱼的量应为肉的 2 倍，这是长寿的重要法宝。鱼类是动物肉类中最容易被消化吸收的一种。比如，牛肉在胃中 5 个小时才能被消化，而鱼肉则仅需 2~3 个小时。海鱼含有人体所需的多种不饱和脂肪酸，其中 EPA 能预防中风及心肌梗死，DHA 则可以防止大脑老化。

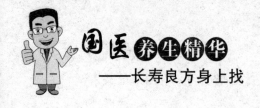

会吃会喝，健康长寿离不了

南怀瑾，我国著名学者、诗人，享寿95岁。据说，他在九旬高龄时，每天依然坚持讲学、写书，工作十分繁忙。究竟是怎样的饮食能够让他的精力如此充沛？主要归结为四个字："微薄清淡"。首先是"微薄"。南先生的饭量很小，中午只食少许自家厨房炒的、略放些盐的花生米，晚餐一碗小米红薯稀饭，碗很小而且盛不满。他的饮食之道就是"少吃多餐"。饿了就吃一点儿，量要少。其次是"清淡"。南先生是禅学大师，饮食上受佛教的影响，以素为主。晚餐最常用的是稀饭，有时用些小菜佐餐，或辣白菜，或桂林豆腐乳，或宁波的盐水笋。南先生曾说，所谓的吃斋、吃素，真正的意义即是斋心、素心之意，也就是随顺果腹。好比你虽然不吃荤腥，但挑三拣四，如喜欢豆腐，讨厌玉米，就算不上吃素。

俗话说，"民以食为天，食以安为先"。吃是人的一种本能，生来就会。但吃的合不合理对人的健康也有着很大的影响。因为能吃能喝不一定就健康，只有会吃会喝才能健康。如果只是一味地胡吃海喝，遭殃的只能是自己的身体。

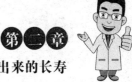

"食"来运转，吃出来的长寿

正常人每天都在吃，一生都在吃。如果吃得不科学、吃得不合理，必然会百病缠身，即使你吃再多的药，也都无济于事。科学研究发现，一个人的疾病70%来自饮食，癌症的发生50%也来自饮食。因为癌症的"癌"字由疒+品+山三部分组成，首部"疒"表示与病有关，"品"代表吃、喝、吸，"山"表示累积。将这三部分联合起来就可以解释为：你若经常乱吃、乱喝、乱吸，就会导致体内的毒素堆积如山，久而久之你就会得"癌症"。

20世纪90年代，有人曾做过这样一个实验：在西安对500人进行了一番调查，发现真正懂得吃的人居然不到20%，而80%的人不是营养过剩，就是营养不良。营养过剩带来的就是让众多女性为之烦恼的肥胖、超重现象，而营养不良带来的除了面黄肌瘦，就是体力不支。最终引起了各种各样的"现代病"。所以说，现如今人们所谓的"现代病"，其实大多数都是吃出来的。

据统计，近年来我国京、沪、深等大城市的儿童肥胖率高达20%，每5个孩子中就有一个"小胖墩儿"。在我国13亿多人口中，现有超重人数达2亿，有6000万个胖子。为此，人们用一句很通俗的话来形容人的寿命，即"腰带越长，寿命越短"。在过去，人们饮食是求温饱，而现在人们饮食是为了保健康。这里所谓的营养，不是吃饱、吃好、享口福，而是为了满足生命的需要、健康的需要。

会吃会喝，健康长寿离不了。21世纪的人们日益注重饮食、营养、保健，学习餐桌上的知识，学会科学的饮食，才能吃出健康长寿。

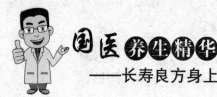

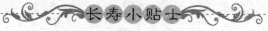

多吃"雌"性食物

皮肤好不好，与体内激素水平关系密切。尤其对于女人来说，最好多吃大豆和山药，其中含天然的类雌性激素物质。虽然这种物质的作用比雌激素低，但其在血液中的浓度却比雌激素要高 1000 倍。

坚果飘香，"长生"有术

寿星养生**档案**

蒋介石，近代中国著名政治人物及军事家，享寿 88 岁。他的一生都在戒"五难"：一是戒怒，多怒则百脉不舒。二是戒欲，人之心事，多欲则忧，寡欲则乐。人之心气，多欲则馁，寡欲则刚。三是戒躁，烦躁则为万祸之源。四是戒言，多言多耗神，寡言益精神。五是戒贪，少吃多得益，多吃不得益。在古人看来，清心才能长寿，蒋介石也非常认同这种说法。他也认为，人要长寿，紧要的是每天要有一个好心情。没有好心情，就算有再多的金钱和权势，都无法保障身体的健康。

"坚"，顾名思义"坚硬"。坚果，就是指那些外有硬壳、内有果实的食物，一般是植物的果实和种子。生活中坚果的范围比较宽泛，通常包括两类：一类是木本坚果（树坚果），如松子、榛子、杏

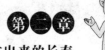

仁、核桃、栗子、银杏等；另一类是草本坚果，如花生、葵花子、南瓜子、莲子等，这些都是比较传统的"国货"。近年来，市场上也出现了一些"舶来品"，比如美国大杏仁、牛油果、腰果，更有老少都喜欢的"开心果"。

坚果之所以受欢迎，一是美味可口，二是营养丰富，三是最具有节日特色，是逢年过节家家都会采购的年货之一。其实，坚果不仅是休闲食品，也不只属于年轻人，它们也是老年人延年益寿的营养食品。"坚果增寿"在我国古书中早有记载，在唐代时就有人把坚果称为"长生果"。

从营养学的角度来说，坚果类食品大多含有极为丰富的油脂、蛋白质、不饱和脂肪酸、维生素 A、维生素 B_1、维生素 B_2、维生素 E 以及多种微量元素，能使老年人获得固齿、补益、养身的功效。现简要介绍数种坚果，供人们参考和选用。

1. 松子

含极丰富的蛋白质、不饱和脂肪酸、矿物质，并含维生素 A、维生素 B_1、维生素 B_2、维生素 E 及多种微量元素。能使人体获得固齿、补益、养生的功效。

2. 核桃

自古以来有"长寿果"的美称，含有油酸，而且 90% 是不饱和脂肪酸。其中亚油酸、亚麻油酸等是人体细胞生长和更新的重要物质。核桃还含有丰富的 B 族维生素和胡萝卜素及微量的锰、锌、钼等元素，可保护眼睛和延缓衰老。

3. 葵花子

含有丰富的植物油脂、多种微量元素和维生素 E。葵花子还含有优质蛋白质，可与各种肉类媲美。民间传说葵花子能治疗失眠，增强记忆力，对预防癌症、高血压和神经衰弱有一定的作用。

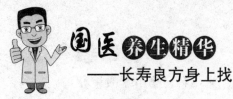
4. 南瓜子

除含胡萝卜素、维生素 B_1、维生素 B_6、维生素 C、维生素 E，还含脲酶和锌、铁、铜等微量元素。南瓜子性平，味甘，还是一种安全有效又无毒的驱虫药。

5. 西瓜子

含有丰富的不饱和脂肪酸、蛋白质、维生素 B_2。西瓜子还含一种皂甙物质，具有清肺、润肠、和中、止血、止渴、健胃等作用。

6. 花生

含有丰富的蛋白质、脂肪、糖。特别是含有人体需要的多种氨基酸和卵磷脂。常吃花生能降血压，增强记忆，延缓衰老。

7. 开心果

营养丰富，其种仁含蛋白质约20%，含糖15%～18%，还可以榨油。果仁还含有维生素 E，有抗衰老的作用，能增强体质。古代波斯国国王视之为"仙果"。由于开心果中含有丰富的油脂，因此有润肠通便的作用，有助于机体排毒。

8. 大杏仁

大杏仁营养价值很高，它的营养比同重量的牛肉高六倍。据化验，仁内含植物油55%～61%，蛋白蛋28%，淀粉、糖10%～11%，并含有少量维生素 A、维生素 B_1、维生素 B_2 和消化酶、杏仁素酶、杏仁苷、钙、镁、钠、钾，同时含有铁、钴等18种微量元素。

9. 腰果

腰果仁是名贵的干果和高级菜肴，含蛋白质达21%，含油率达40%，各种维生素含量也都很高。

10. 夏威夷坚果

夏威夷坚果，也叫澳洲坚果，有些人以为是大榛子，但壳很厚，没有专用工具，很难打开。味道也完全不同于榛子，熟制的果仁味似葵花子仁，但更加浓香。

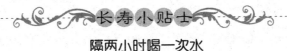

隔两小时喝一次水

皮肤之所以出现皱纹，重要原因就是皮肤细胞内的水分减少了。高德曼提出建议，每隔 1～2 小时就应喝 236 毫升水，也就是近半斤水。煮开水时也要讲科学，最好不要多次煮沸，否则会加重有害物质在体内沉积。

吃对水果，让疾病绕道走

乾隆，清朝第四代皇帝，主政 60 年，享寿 88 岁，被世人誉为"帝王寿魁"。由于乾隆养生有法，长寿有道，年近90 岁依然神智清醒，活动自如，有时还以太上皇的身份过问朝政，所以他自称"十全老人""古稀天子"，不愧是一位健康的寿星。为何乾隆能够活到耄耋之年，为历代皇帝长寿之首？这与他的养生态度、起居饮食、运动爱好是分不开的。乾隆是一个深谙养生之道的人，他的长寿秘诀概括起来是 16个字："十常四勿，适时进补，吐纳肺腑，活动筋骨"。

英国牛津大学最新研究发现，吃新鲜水果有很多健康益处，只

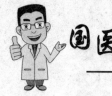

要每天坚持吃 150 克（三两），就可使心脏病和中风发病率降低40%，有利于长寿。可是，每天能坚持吃水果的人太少了，这已成为全球人普遍存在的健康问题。

很多老年人不喜欢吃水果，有些老年人觉得吃水果会导致胃部不舒服。由于老年人内脏器官衰老，导致各项生理功能减弱，如消化能力差、肠蠕动减慢、胃黏膜萎缩、胃酸过量等，也常伴有各种疾病的发生，因此一次不宜进食过多的水果，可采用少食多餐的吃法。老年人吃什么水果好呢？老年人如何正确吃水果？专家指出，水果不是可有可无的零食，正确吃水果应遵循四点原则：

1. **数量**

每天一个苹果。《中国居民膳食指南》建议，成人每天应摄入200~400克水果，普通个头的苹果、梨、橘子等，每天吃 1~2 个就够了。

2. **搭配**

越丰富越好。中国农业大学食品科学与营养工程学院副教授何计国表示，吃水果也要讲究多样性，比如吃了一个苹果，再适量吃些草莓、橘子等，既能保证吃够量，还能让营养丰富起来。

3. **时间**

健康人想吃就吃。对健康人来说，吃水果没时间限制，想吃就吃。不过，对控制体重、高血压和高血脂的人来说，餐前吃水果可补充大量膳食纤维和钾，还能减少正餐摄入量。相反，瘦弱、营养不良者饭前吃很多水果会影响食欲，建议饭后吃。值得提醒的是，早上空腹时别吃山楂、柿子等太酸涩的水果，可能引起不适。

4. **选择**

首选应季水果。对北方人来说，4月前没应季水果；5月是草莓；

5~6月有樱桃、杨梅、杏等；7~8月是西瓜和桃子的天下；9~10月有苹果、梨、沙果、石榴、猕猴桃等；之后还有橘子、橙子上市。

老年人由于身体器官的功能较弱，因此吃水果时要选择对身体刺激较小的，才能吃得健康又安心。消化能力较差时，会造成肠蠕动较慢、胃黏膜萎缩、胃酸过量等，因此一次不宜进食大量的水果，可采用少量多次的吃法，才不会对肠胃造成太大的负担。而且老年人尽量不要在饭前吃水果，以免影响正常进食及消化。

总而言之，老年人饮食很重要，要根据自身体质，选择适合自己吃的水果，这样才能起到最佳的养生保健效果，让所有疾病绕道走。

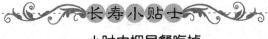

长寿小贴士

一小时内把早餐吃掉

美国抗衰老医学协会会员、曾任美国知名电视台黄金抗衰老栏目顾问的黄颖博士称，一小时内把早餐吃掉，这样做是为了控制好血糖水平。而且餐桌上一定不要离开蔬菜、水果和各种天然维生素丸。

弱碱性食物，吃对了就长寿

寿星养生 档案

梁武帝萧衍，享寿86岁。他的政治、军事、文化才能，在南朝诸帝中堪称翘楚。在养生方面，他也颇有建树，

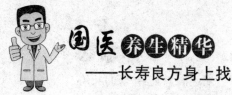

在中国古代 230 多个皇帝之中，他位居第二。据传，梁武帝 80 多岁还能上阵征战。虽然他屈居"亚军"，但是在那个时代、那样的社会条件下作为日理万机的全国最高行政长官，他仍能享有高寿，实属难得。他的养生经验大致归纳起来有四点：爱读书，书作良医身忘老；喜乐律，仙乐飘飘冶情操；节饮食，饥不择食养脾胃；淡房事，保精护气养天年。

欧洲高加索地区许多闻名于世的长寿村中，不少人能活到 130 ~ 140 岁，那里也没有什么特别好的食物或补药供人享用，唯一不同的就是他们的饮水呈弱碱性，pH 值为 7.2 ~ 7.4，与人的血液 pH 值几乎相同。正是这弱碱性的水，使这些长寿者的血管保持着柔软弹性和不硬化，使他们的血压偏低、脉搏正常，科学家由此认定：弱碱性食物有益于长寿。

美国一位病理学家指出，只有体液呈现弱碱性才能保持人体健康长寿。那么怎样才能使体液呈现弱碱性呢？体液主要是指血液，要维持血液的弱碱性，则要多吃弱碱性的食物。人类的食物可分为酸性食物和碱性食物。酸碱性，不是食物本身的性质，而是指食物经过消化吸收后，留在体内元素的性质。常见的酸性元素有氮、碳、硫等；常见的碱性元素有钾、钠、钙、镁等。

一般来说，大米、面粉、肉类、鱼类、蛋类等几乎都是酸性食物，人们常吃也喜欢吃，含有丰富的蛋白质、脂肪和糖类，可以给身体提供营养，是维持身体机能不可缺少的营养素。但是这些营养素经过消化吸收之后会产生大量酸性物质，可降低血液的 pH 值，并酸化血液。

血液一酸化，人则很容易疲劳、衰老、生病。人在健身运动后感到肌肉关节酸胀和精神疲乏，其主要原因是体内的糖、脂肪、蛋白质被大量分解，在分解过程中产生乳酸性物质，使人感到肌肉、关节酸胀和精神疲乏。血液酸化了，就要吃碱性或弱碱性的食物来中和血液的酸碱度。

研究发现，多吃碱性和弱碱性食物，可保持血液呈弱碱性，使得血液中乳酸、尿素等酸性物质大大减少，并能防止其在管壁上沉积，因而有软化血管的作用，故有人称碱性和弱碱性食物为"血液和血管的清洁剂"。

在各种食物中，水果、蔬菜一般为碱性食物，能阻止血液向酸性变化。经测定，弱碱性的食物有：豆腐、豌豆、大豆、绿豆、油菜、芹菜、番薯、莲藕、洋葱、茄子、南瓜、黄瓜、蘑菇、萝卜、牛奶等。碱性的食物有：菠菜、白菜、卷心菜、生菜、胡萝卜、竹笋、马铃薯、海带、柑橘类、西瓜、葡萄、香蕉、草莓、板栗、柿子、咖啡、葡萄酒等。

还有一些食物，它们因吃起来酸，人们就错误地把它们当成了酸性食物，如山楂、橘子、西红柿、醋等，其实这些食物是典型的碱性食物，因为它们在体内代谢后的最终元素是钾元素等。

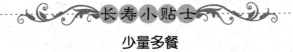

少量多餐

美国最终寿命研究中心主席、药学博士尼克·德尔加指出，一次进食吃到饱胀，会使体内大量血液聚集到胃部，造成皮肤供血不足，加速皮肤衰老。只有少量多餐，才能对皮肤起到一定的保健作用。

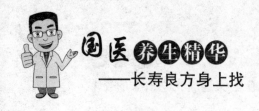
每天一杯奶，健康"不变脸"

　　张群，国民党元老，享寿 102 岁。在张群眼中，健康长寿之道，一是要生活有规律，"起居有时，饮食有节"，坚持不懈，持之以恒；二是生活要有节制，不能过分放纵自己的欲望，保持"细水长流"；三是要注意休息，劳逸结合；四是要有愉快的心情，"一笑一少，一怒一老"；五是要勤劳，健康与劳动有关，从小养成勤劳的习惯，一生受用不尽。为此，张群还概括了一首不老歌："起得早，睡得好，七分饱，常跑跑，多笑笑，莫烦恼，天天忙，永不老。"这 8 句话，24 个字，即为张群的养生之道。晚年，当有人向他请教长寿的秘诀时，张群微笑着说了 6 个字：忘年，不怒，常笑。

有人说，"喝牛奶能够延长寿命"，这看似是一个比较虚无的说法，其实它是有真正的科研结果支撑的，尽管这个研究比较陈旧，似乎没有太多人知晓。但是，这依然不能妨碍它的准确性和科学性。比如，在 1976 年的时候，日本曾发布了一项针对日本全国 10 万户人进行的食品摄取与地区死亡率相关性调查，结果发现，最能降低脑血管疾病的食物是肉类，最能降低高血压发病率的是水果，而能降低所有疾病发病率的食物是牛奶。

牛奶，是一种营养丰富、食用价值很高的补钙佳品，既经济又实惠，被誉为"白色的血液"。奶类含有丰富的优质蛋白质，其必需氨基酸比例合适，适于人体利用。牛奶含有人体必需的维生素，而且是钙的良好来源。

现如今，人们的生活条件好了，每天喝牛奶不再是一件可望不可即的事情了。但是，平日里，我们只见孩子喝牛奶，很少见大人喝牛奶，现在来看看喝牛奶都有哪些好处？

1. 预防经期综合征

现在很多女性都会有经期综合征，这类人群需要多喝牛奶，牛奶中含有充足的钙质和维生素，可以很好地缓解疼痛。有痛经的女生可以适当喝，但是一定要加热后再喝。

2. 改善皮肤

牛奶有美容养颜的作用，经常饮用，可使皮肤变得更加光滑滋润有光泽。牛奶中富含优质蛋白、高级脂肪、矿物质和维生素，特别是含有丰富的 B 族维生素，这些营养素能滋润肌肤，使其光滑柔嫩，更加美美哒。

3. 降血压

牛奶中含有丰富的钙，有助于降低血压，而高血压是导致中风的重要原因。但也有不少研究人员相信牛奶中也许还有其他成分（可能是某种生物活性肽），能起到预防中风的效果。

4. 有助于减肥

牛奶中丰富的钙元素可以降解人体内的脂肪。牛奶中的钙元素能促进人体产生更多降解脂肪的酶，帮助体内脂肪燃烧。

5. 防骨质疏松

中年妇女常喝牛奶可减缓骨质流失，因而有减少罹患骨质疏松症之效。牛奶中的钙极易被吸收，是人体的最佳钙源，是防止骨质疏松的最佳食品。

需要特别注意的是，牛奶中的钙可阻止铁在消化道中转化为二价铁离子，不利于铁的吸收。腹部手术后的患者亦不宜饮牛奶，饮后易引起腹部胀气或腹泻，影响康复。所以，老年人更应该每天坚持喝一杯牛奶。

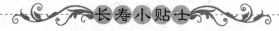

长寿小贴士

"原生态"食物最养人

如果想长葆青春，就得少吃精细食物，越新鲜、粗糙越好。"特别是主食，一定要吃全谷全麦的。"德尔加表示，那些天然食品加工步骤越多，营养损失就越大，容易造成维生素缺乏，对皮肤无益。

不渴，也要常喝水

寿星养生档案

陈立夫，近代史上一位知名人物，也是20世纪中国的重要人物之一，还是中国国民党政治家，享寿102岁。他的大半生纵横政海，一生历经风风雨雨，但身体却安康长寿，这与他的养生保健之道是离不开的。陈立夫曾说，他的长寿之道分为四个"老"，共32字："老健：养身在动，养心在静；老伴：爱其所同，敬其所异；老友：以诚相见，以礼相待；老本：取之有道，用之有度"。

水是生命之源，人体的新陈代谢如果离开水则不能运转。从某种意义上说，水就是生命。水约占人体体重的60%，婴儿则为80%以上，老年人体内含水量只有50%左右。机体一旦缺水20%，生命则会有危险；失水25%，生命则会终结。如今，在浩瀚的宇宙中寻找星球上的生命，首先关注的生命迹象就是水。

一般情况下，成人每天需要2000～3000毫升水，体力活动越强、出汗越多，则对水的需求就越大。在正常生理情况下，人体水分的排出除依靠二便以外，随呼吸道及皮肤蒸发也会失去不少水分。而水的摄入则主要靠吃、喝。通常身体每消耗1000千卡热能，就需要水1000毫升。饮食偏干、偏咸都需要多饮水，机体一旦缺水会带来诸多问题。

中医把机体一切正常水液总称为津液。《素问·经脉别论》把津液描述为"饮入于胃，游溢精气，上输于脾，脾气散精，上归于肺，通调水道，下输膀胱，水精四布，五精并行"。祖国医学介绍了津液的生理过程，津液亏虚可表现为干咳、眼目干涩、咽干口燥、皮肤干皱、小便短少、大便秘结等。中医阴虚证还会出现五心烦热、潮热盗汗、两颧发红、舌红少苔等，这些都是水液不足的表现。

现代医学也提倡，要及时纠正机体水分不足或脱水。人体血浆中90%是水分，如水分不足，血液浓缩，则容易发生血栓，从而

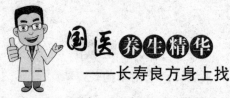

增加心肌梗死和脑血栓形成的危险。血液黏度加大，也会增加栓塞的机会。所以，有人提议血黏度高者应养成晨起喝一杯水的习惯，这样还可以纠正便秘。此外，痛风患者平时更要多饮水，以排除血液中嘌呤类物质；食管憩室、食管炎患者常饮水，可以清洗食管、减少炎性刺激；泌尿系统结石患者多饮水，有益于结石的溶解和预防再生成；感冒或发烧患者多饮水，有利于感冒的康复和降低体温。

人不能等到口渴时再喝水，这样往往是"马后炮"，应当养成及时、适时喝水的习惯。老年人常常出现皮肤干燥、尿黄、便秘，这是机体缺水的表现，但是由于神经反射迟钝，口渴的信号迟迟不会引起饮水欲，导致缺水也不知饮水。另外，还有的人口渴却不想喝水，中医称这种现象为"渴不欲饮"，这些做法对身体健康均不利。所以，不渴也常喝点水，对老人尤为重要。

当然，喝水也应该以少量多次、缓慢补充为好，这样不增加心、肾负担，避免大渴大饮。在夏季大汗淋漓，或身体脱水时，如突然大量饮水，血中盐少、水多，则容易发生"水中毒"，引起虚脱。严重腹泻后身体脱水，这时最好在水中加上适量的盐、糖和少量苏打，以维持电解质及酸碱平衡。但心、肾功能不全者不应多饮水，以免增加脏器负担。

一般来说，喝凉白开水最好，既方便又放心。开水以当天煮开者为好，不宜喝放过几天的"陈水""老水"。若自来水中氯气味较大时，不要直接装壶就煮，最好打开壶盖放置一夜，第二天早晨再煮，气味会消失；或者水煮开后打开壶盖，小火再慢开2~3分钟，水中异味便可除掉。

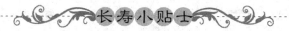

早中晚餐遵循3：4：3原则

也就是说，早餐摄入的能量占全天总能量的30%，午餐摄入的能量占全天总能量的40%，晚餐摄入的能量占全天总能量的30%。

食粥，易消化，好处多

　　慈禧太后，享寿74岁。在清代，人均寿命为50岁，所以慈禧可谓高寿。慈禧一直把"流水不腐，户枢不蠹"当作自己的保健名言，注意保健形体，坚持锻炼身体，每日早起都要坚持练一遍"八段锦"。不仅如此，慈禧的长寿与她经常按摩也有关系。因为按摩不仅可以舒通气血、通筋活络、调节神经系统功能，还能促进血液循环，常年坚持按摩还能够达到祛病健身、延缓衰老的效果。除此之外，慈禧还喜欢散步、下棋，参加一些户外活动等，这些都有利于她的健康及体型锻炼。慈禧长寿的原因归结起来有五点，分别是：膳食讲究，疏肝调经，内服、外用医方，作息规律，不老心态。

　　粥，古时称糜、䭈、酏等，古人写作"鬻"。粥不仅可以调剂胃口，增进食欲，而且可以补充身体失去的水分。所以自古认为，喝粥不仅可以治病，还能使人延年益寿。古时论粥的书不少，民间开设粥店亦颇多，喝粥究竟有什么好处呢？

神医李时珍曾这样说："每日起，食粥一大碗。空腹胃虚，谷气便作，所补不细，又极柔腻，与肠胃相得，最为饮食之良。"诗人陆游还有一首《食粥》诗："世人个个学长年，不悟长年在目前。我得宛丘平易法，只将食粥致神仙。"因此，粥文化成为我国饮食文化中一支很重要的流派。

喝粥，是国人自古以来的养生之道。然而，由于现代人饮食或精致或多量或油腻或快捷，以至于引发许多病，于是清淡、少食、粗食的饮食方法成为追求健康的新主张，粥也再度受到人们的重视。不久前，美国哈佛大学对 10 万人进行长达 14 年的研究发现，每天喝一碗约 28 克全谷物熬成的杂粮粥，可降低 5% 的死亡率和 9% 患心血管疾病的几率，这也是健康长寿的关键。

研究指出，全谷物食物能降低总胆固醇和低密度脂蛋白胆固醇水平；杂粮没有经过精细加工，富含膳食纤维、维生素和矿物质等，能为身体补充多种营养，特别是维生素 B_1，它在碳水化合物、脂肪和蛋白质代谢中起着重要作用，有助于提高御寒能力。不同类型的杂粮还各有功效，比如表皮红色、紫色、黑色的富含花青素，黄色的能补充类胡萝卜素。

熬杂粮粥时，最好经常变换花样，不要只喝一种，以保证营养全面。每次选原料可根据不同杂粮所含的营养、每个人的养生需求进行搭配。比如燕麦中的 β-葡聚糖具有非常好的控制血脂和血糖作用，绿豆中的多酚类物质能清热解毒，豆类含有丰富的膳食纤维，能帮助脂肪和胆固醇代谢，山药能健脾胃，玉米有利于清湿热，黑芝麻能缓解便秘，糯米可以养胃但升糖指数较高，不适合糖尿病患者食用等。

此外，还可以根据季节进行不同搭配，比如秋季干燥，适合喝润燥的百合山药粥；冬天需要驱寒，更适合使用红豆、桂圆等较暖的食材。熬粥时，应注意以"杂"为主的原则，建议取几种谷物类食材，几种杂豆类食材，再加点红薯、南瓜等，颜色尽可能多些。如果有人不适应杂粮粥粗糙的口感，可以适当加些大米。有些豆子不好"开花"，可以提前用冷水浸泡，其他食材在下锅时，也要按是否好熟的程度依次加入。

需要提醒的是，糖尿病患者喝粥后容易引起血糖波动，最好搭配膳食纤维丰富的蔬菜，减缓吸收速度。喝粥时要细嚼慢咽，尽量拉长喝粥的时间，也可以减缓升糖速度。容易胃胀气的人，建议熬粥时少用易产气的黑豆、绿豆等杂豆类，加些糙米、大黄米等养胃食材。老人消化吸收能力较弱，除了尽量选择小米等容易消化的粗粮，适当减少粗粮的量，还可以粗粮细做，把杂粮粥煮得软烂一些。为了保证足够的营养，老人吃饭不能只喝粥，应合理搭配蔬菜和肉类。

粥不仅好喝养胃，还是一种长寿的食物。因为喝粥，民间出现诸多寿星，佛家更是不乏年过七旬的高僧。所以，每天喝上一碗养生粥，寿比南山不是梦。

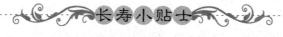

长寿小贴士

下午来份"充电下午茶"

下午三四点钟，准备半个苹果、一把花生、一袋豆浆，这几种小食就能将脂肪酸、蛋白质、维生素补充全，让疲劳的状态得到很好的调整。

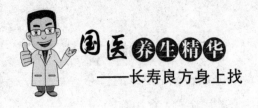

五谷杂粮，防病助长寿

　　张景琛，台湾著名的老中医，全球最有影响力的华人药膳养生专家，享寿98岁。他曾经担任百岁老人张学良的私人保健医师。张教授曾指出，是药三分毒，一定要对症下药。如果是疾病所表现出来的外在症状，比如感冒是病，咳嗽、流涕、全身疼等就是症。止咳药能缓解咳嗽的症状，但不一定能治疗感冒。因此，想要根治疾病，单靠治症的药是远远不够的。药能治症，也能致病。长期吃药，会出现累积反应，如产生依赖性，自身脏器功能的衰退和损害。只有食疗，才是中医"扶正固本"的关键所在。

　　现代社会，人们吃的东西越来越精细，却对一些含有人体必需微量营养成分的谷类的摄入量越来越低。为此，营养专家多次呼吁，要吃得杂、吃得全面，才能使人体所需营养均衡，保证身体健康。在中国营养学会推出的膳食配比中，首先强调的就是要多吃五谷杂粮，才能防病助长寿。

　　中医认为，"四时以胃气为本""有胃气则生，无胃气则死"，而谷物是胃气的主要来源。明代李时珍所著的《本草纲目》卷一中这样写道："五脏更相平也，一脏不平，所胜平之。故云："安谷则昌，绝谷则亡。"这里的谷指主食，昌指身体健康，意思即是说，吃得下饭，身体才棒。谷物主食能维持旺盛的生命，保证身体健康。

在最早的养生著作《黄帝内经》中，也有"五谷为养、五畜为益、五果为助、五菜为充"的饮食原则，认为五谷杂粮才是养生的根本。不难看出，这里所说的谷物，不仅是身体能量的主要来源，同时也是调养身体的滋补品。《黄帝内经》中提到的五谷，分别为粳米、小豆、麦子、大豆和黄黍等，那么，老年人应该如何吃这五谷才能更好地养生呢？

1. 粳米

常见的东北大米、江苏圆米和珍珠米等属于粳米，在营养成分方面，粳米含有多种人体必需氨基酸、脂肪、钙、磷、铁、B族维生素等物质，作为主食因为食用量大，为人体提供大量营养。从中医角度来看，粳米具有养阴生津、健脾胃和止泻作用，秋季容易发生皮肤干燥、腹泻失水等的人群不妨多饮用米汤。

2. 小豆

五谷中的小豆，又被人们称为红豆。红豆中富含的膳食纤维可以调理秋燥引起的便秘，富含的钾元素有利尿消肿的作用，丰富的B族维生素可以防止脚气病。中医养生常提倡利用红豆和薏米同煮祛湿，红豆和桂圆同吃补血，以及饮用红豆汤解酒。

3. 小麦

小麦是北方人的主要食物，除了淀粉和粗纤维之外，富含多种矿物质和维生素，食用全麦食品还有助于减肥、调理更年期综合征和控血糖。小麦作为一味中药有养心、安神、止渴、止汗等作用，如有心神不宁出现的失眠、女性的烦躁不安、盗汗和精神抑郁等，可以用小麦煎水服用。

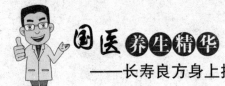
4. 大豆

大豆的种类包括黄豆、黑豆和青豆等，其中含有的蛋白质高出猪肉和鸡蛋，并且蛋白质中的氨基酸组成和动物蛋白相似，满足人体蛋白质需求的同时还容易被吸收利用。而大豆中的脂肪还可阻止胆固醇的吸收，维护血管健康；榨出的豆浆有滋阴润燥和美容的作用；而豆渣中的膳食纤维则可以促进肠道废物的排出。

5. 小米

黄黍作为五谷中的最后一位，如今不常见，那么不妨食用小米。小米中 B 族维生素的含量远超其他谷物，尤其是维生素 B_1 含量为谷物之首。有防止消化不良、抗神经炎、预防脚气和改善皮肤粗糙的作用。在中医养生方面，小米有补虚损、开肠胃和养肾气的作用，可以调理反胃、呕吐、胃热口干、消化不良等胃部不适现象。另外，小米中还含有大量的微量元素，对男性前列腺健康和生殖能力有维护作用。

所以，对于老年人而言，可以根据自身的身体情况，合理地利用五谷杂粮来补益五脏、调养身体，定会起到事半而功倍的效果。常吃五谷杂粮，不仅有利于人体代谢功能的正常，还能让你健康又长寿。

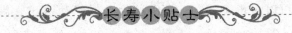

长寿小贴士

蹲1分钟马步

日常生活中，不管你每天在椅子上坐多久，都应该每隔1小时，坐1分钟"看不见的椅子"——蹲马步。马步主要是为了调节"精、气、神"，在蹲马步的时候，要求凝神静气、呼吸自然，蹲得深、平、稳，以练习喉、胸、肾等器官，并使腹部、腿部肌肉绷紧，以达到全身性锻炼的目的。

多吃蔬菜，方知好坏

郭沫若，杰出的戏剧家、诗人，享寿86岁。郭沫若的养生之道：一是长期坚持静坐，具体方法包括呼吸、端坐、精神和时间。他认为，静坐不仅可以使大脑得到充分的调整和休息，还可以防病健身，修养性情，使人能达到一种超凡脱俗的境界。他还说"静坐于修养上最有功效，我很赞成朋友的静坐"。二是注意合理饮食。他从不讲究大补大滋，却十分注意饮食多样化，习惯以大米为主食，并兼食粗杂粮。他吃菜讲究少而精，多以素菜为主，不食过于油腻的荤菜。他一生中常喝的饮料很简单，首先，是面食的原汤，如煮水饺的饺子汤等，用原汤化原食；其次，是喜欢喝龙井茶，但茶沏得很淡，从不喝过浓的茶水；第三是节假日、逢年节喝一点儿葡萄酒，每次只喝少许。

蔬菜不仅可为老年人提供人体必需的营养素，还具有良好的药用价值。所以，老年人可以根据自身的体质、健康状态，对症食菜，择优食用，有助疗疾养生，延年益寿。

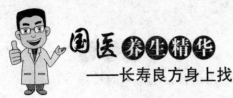

国医养生精华
——长寿良方身上找

1. 多吃蔬菜少生肺癌

科学研究发现，蔬菜对降低肺癌发病率有着明显的作用，尤其是胡萝卜、卷心菜、青椒的抗肺癌功能更为明显。菠菜富含类胡萝卜素，大量证据证明，类胡萝卜素可改变患肺癌的危险性。有21项关于类胡萝卜素的研究，发现其可降低肺癌危险的50%。挪威的研究发现，吃胡萝卜最多的人和最少的人比较，前者肺癌患病率减少40%。吃深绿色蔬菜（芥菜、生菜、油麦菜、油菜、苦菜、芹菜叶）的肺癌发病率减少50%。

2. 蔬菜可降低肝癌发病率

日本和台湾随访研究表明，多吃蔬菜肝癌危险性降低。台湾研究表明，每周吃新鲜蔬菜少于6餐者，其肝癌发病率比食用更多蔬菜者高6倍以上。

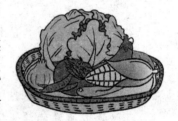

3. 蔬菜减少肠癌发病率

国际癌症专家通过大规模研究认为，增加蔬菜摄入量可以减少结肠癌和直肠癌发生的危险性。美国大规模随访研究观察70多万人，结果证明，吃蔬菜多的男性患病率减少40%，女性减少20%。

4. 蔬菜减少胰腺癌的风险

一份报告称，多吃黄色和深绿色蔬菜，可以减少一半患胰腺癌的风险。研究认为，山药、玉米、胡萝卜、洋葱、菠菜、甘蓝、花椰菜等可以降低患胰腺癌的作用。

5. 蔬菜减少胃癌发病率

日本的研究发现，吃深绿色蔬菜多的人，胃癌发病率减少30%，吃包心菜最多的人和最少的人比较，发现前者胃癌及结肠癌均减少

30%，多吃葱属类蔬菜（大葱、大蒜、蒜苗、韭菜和洋葱）可降低胃癌危险性，一般可减少40%~50%，最明显的可降低80%。

6. 蔬果降低乳腺癌风险

流行病学研究显示，蔬菜、水果摄入量高，可以降低乳腺癌危险性的30%~50%，特别是绿色（西兰花、菠菜）和十字花科蔬菜对防治乳腺癌最为有效。日本国家抗癌研究中心通过对26万人的饮食调查发现，熟红薯的抑癌率为98.7%，美国费城医院从红薯中提取出一种活性物质叫去雄酮，它能有效地抑制结肠癌和乳腺癌的发生。

7. 蔬菜可降低膀胱癌发病率

大量流行病学资源分析表明，经常吃蔬菜可降低膀胱癌发病率的30%，专家建议每天要吃400~500克绿色蔬菜。

8. 蔬菜降低宫颈癌发病率

美国报道经常食用西兰花、红萝卜、番茄的人群，子宫颈癌危险性降低。一项研究报道，经常食用深绿色和黄色蔬菜，子宫颈癌发病率可降低40%。科学家发现，食用绿色和生的蔬菜色拉，可降低卵巢癌发病率40%，食用胡萝卜可减少卵巢癌发病率70%。

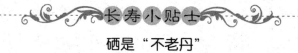

长寿小贴士

硒是"不老丹"

硒具有很强的抗氧化作用，被誉为微量元素中的"抗衰老明星"。富含硒的食物主要有坚果和谷物等，特别是小米，硒含量十分丰富。另外，板栗中的硒含量也很高，经常食用有说不尽的好处。

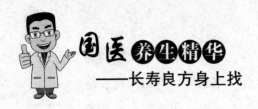
一味吃素，并非健康

寿星养生 档案

陈翰笙，经济学泰斗，我国著名的长寿之星，享寿108岁，在科学界创造了高寿纪录。陈老在年过百岁时，依然精神矍铄、红光满面，他有一首16字诀的养生诗："基本吃素，不忘走路，心情舒畅，劳逸适度。"陈老一直保持着一套科学的饮食起居习惯，根据营养学来安排饮食，他每天坚持"三个一"：即早上吃一个鸡蛋，晚上喝一杯牛奶，中间吃一个大苹果。他一日三餐多吃素，少吃肉，从不挑食，其健康是名副其实吃出来的。他认为，人活着除了工作之外，还要多运动。养生勤为先，不仅要勤于锻炼身体，更要勤于用脑。陈翰笙之所以健康并且长寿，正是勤动脑的正面效应。"精神空虚催人老，陶冶情操寿自高"。这是陈老自撰的一副养生对联，为了使生活充满情趣，他迷上了听轻音乐，从而忘却了烦恼，这对修身养性是至关重要的。不仅如此，心境豁达也是长寿的一大保证，他的高寿也得益于此。博学多才，语言风趣，走到哪里就把幽默带到哪里，这就是陈老长寿的秘诀之一。

在生活中，很多老年人由于害怕血脂过高，所以对荤菜总是抱着敬而远之的态度，有时很想开开荤，但一想到自己的健康，只好一再克制自己的欲望。殊不知，一味吃素对老年人的健康也极其不利，它可以导致以下危害：

1. 增加心血管疾病的发病率

长期素食会导致低胆固醇血症，胆固醇是人体不可缺少的营养物质，也是人体细胞膜、性激素、皮质醇等的物质基础，对白细胞活动起着重要的作用。研究表明，老年妇女血液中胆固醇含量过低时，死亡率会增加4倍，其中冠心病的发病率升高是重要的原因。日本、意大利的研究者在调查南北方居民脑中风的发病率时发现，南方居民常吃肥肉等胆固醇丰富的食物，得中风的人反而比北方少吃这些所谓有"害"食物的人少。低胆固醇易致脑出血性中风，是因为缺乏胆固醇者血管的脆性明显增高，容易破裂出血，特别是在有高血压的情况下。

2. 增加抑郁症的发病率

老年人患抑郁症的比例远远高于中青年人，这除了与衰老所导致的社会适应能力下降，以及人到老年之后各种生活不良事件增多（如丧偶、离退休、疾病等）有关之外，还与老人的饮食结构有关。据国外的医学研究表明，长期素食或荤素搭配不合理的老人，由于血清胆固醇含量低下，出现抑郁症的相对危险性增大。研究者经过调查发现，在患有低胆固醇血症的老人中，70岁以上者有16%出现明显的抑郁症状，80岁以上者有14%因抑郁而发生危险。为此，他们做出这样的解释：低胆固醇可使脑内血清素再摄取速度加快，血清素有明显的抑制中枢神经系统功能的作用。因此，低胆固醇血症直接导致或加速老年抑郁症的发生。

3. 增加肿瘤的发病率

长期素食者往往表现为蛋白质摄入不足。许多素食者，摄入蛋

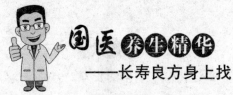
白质的来源主要是米饭、面粉等。这类食物中蛋白质的质量较差，如果食者平时又不注意吃蛋白质质量高的豆类食物，就会发生蛋白质不足。蛋白质不足会使身体虚弱，抗病能力下降，导致各种疾病的发生，其中也包括恶性肿瘤，特别是引起消化道肿瘤。医学研究已证明，蛋白质不足是胃癌发生的一个危险因素。动物实验发现，动物食高蛋白饲料可以减少胃内亚硝胺致癌物的合成。这说明老年人适当增加蛋白质的摄入是很有必要的。猪瘦肉、牛肉、羊肉、鸡肉、鸭肉、鱼类以及海产品都含有丰富的蛋白质，鸡蛋和牛奶更是含丰富蛋白质的佳品。

另外，维生素被称为"抗癌先锋"。动物食品中含有丰富的维生素，特别是脂溶性维生素。比如，维生素 A 在动物肝脏、蛋黄、奶油、虾、蟹、带鱼中含量较高。如果体内缺乏维生素 A，就容易发生皮肤癌、口腔癌、肺癌等。另外，长期素食会引起核黄素（维生素 B_2）缺乏，也不利于防癌。含核黄素量多的食物有动物肝、肾、乳类、豆类、蛋类、香菇等。

4. 影响老人的性功能

美国麻省大学医学院一项研究发现，吸收过少蛋白质的男性，其睾丸激素分泌亦会偏低，因而直接影响其性能力。而素食者和一些牙齿已脱落或缺乏食欲而少吃肉类的老人，则最有可能出现这种情况，因为肉类正是蛋白质的一个主要来源。负责研究的医生朗科普解释，老人缺少蛋白质会令一种妨碍性激素的球蛋白分泌增加，因而减少制造睾丸激素。而缺少睾丸激素，除了会影响性能力外，还会减少红血球数目，导致骨质疏松和影响肌肉生长。

因此，对于老年人来说，要从健康角度出发，不应主张长期素食。

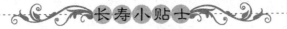
长寿小贴士

微饿长寿

在 20 世纪 30 年代，营养学家麦卡曾提出，"在保证营养充足的前提下，限制热能摄入，从而长期处于微饥饿状态者的寿命，要比终日饱食的朋友们寿命长 20% 以上。"比如，喂食很少的老鼠，其寿命比其能吃多少就被喂食多少的同类寿命长一倍。人类采取这种"永葆青春的饮食法"，可以活到 120 岁。那么，"轻微饥饿"为何会导致动物与人的健康长寿？因为细胞死亡是衰老的重要因素，而轻微饥饿会激发体内的潜能，使之拯救细胞不死。当然"轻微饥饿"不同于长期处于半饥饿状态，后者会导致营养不良，而"轻微饥饿"则不是简单、盲目地节食，而是食少而精，如吃低热量、高营养，特别是高维生素的食物。

带馅面食，美味又营养

寿星养生档案

周有光，我国经济学教授，杰出的语言文学家、经济学家，享寿112岁。周老的健康长寿，不是遵循养生大师的信条得来，他只是粗茶淡饭，平平常常过着俗人的日子。对人生真谛通透的体味，随时锻炼筋骨，也许正是他长寿

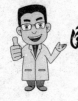

的秘诀。另外，心胸要开阔；生活简单有规律；多吃素，少吃荤，不吃补品；保持好奇心等，也是他的长寿秘诀。他曾说："老不老我不管，我是活一天多一天。"周老还把自己的养生经分为精神和物质两个部分。精神方面：每天除睡眠八小时外，其余时间都用来读书和写作。在周老110岁时，他的身体依然十分健朗，胃口也不错，脸色红润，甚至又长出来黑发。

在我国的传统美食中，带馅面食是一大特色，比如日常生活中常见的饺子、包子、烧卖、馄饨等，这类食物既是美味，也是人们全面提高营养的良好途径，尤其是牙齿松动、消化功能减弱的老年人更宜进食。

1. 味道鲜美，增加食欲

由于各种鲜肉、蛋、鱼、虾和时令新鲜蔬菜，都可以做馅，再放些人们喜爱的调料，使带馅面食有特殊风味，格外香鲜可口，因而可以增加人们的食欲。

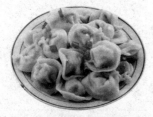

2. 营养素齐全，符合人体需要

带馅面食最大的优点，就是营养素齐全，它可以是主食，又可以兼副食；既有荤菜，又有素菜，含有人体需要的多种营养素，并能起到各种营养素互补的作用，符合平衡膳食的要求。

3. 防止养成偏食的不良习惯

不爱吃荤菜的人，优良蛋白质的来源会大大受到限制；偏吃荤菜的人，又会导致热能过剩和各种维生素及矿物质的缺乏。吃带馅面食荤、素菜兼备，含有人体必需的多种营养素，可以有效改变人

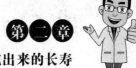

们的偏食习惯。

除此之外，带馅面食还有一个特点，即味道鲜美，容易消化。特别是在寒冷的冬天，带馅面食的馅剁得很细，容易消化，做出来热乎乎的，对一些上了年纪、代谢不是很旺盛的老人来说，既对肠胃消化有利，又可以补充热量，无疑是理想的食品。

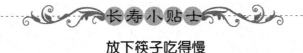

长寿小贴士

放下筷子吃得慢

人们在吃饭时，咀嚼食物的次数增多，可使大脑血流量增强，活化大脑皮层，从而延缓衰老。每口食物一般咀嚼15～20次为宜，一餐不少于20分钟有助消化，缓解紧张、焦虑的情绪。不妨尝试吃饭时用筷子来夹菜，然后放下筷子，再用勺子吃米饭。轮流使用勺子和筷子吃饭，即使想快也快不起来，保证每口食物都能充分咀嚼。

蜂蜜，老年人的长寿珍品

寿星养生 档案

张岱年，被誉为中国学术界的"国宝"，享寿95岁。其长寿之道是"无为"。张老一生除了读书没有其他爱好，饮食为粗茶淡饭。其养生之道除了自身的好胃口、好睡眠、良好的生活习惯以及自强不息、厚德载物的仁者情怀之外，

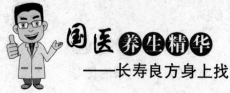

美满的婚姻也是重要因素。他喜好喝白开水，从养生的角度来讲，味道一般的白开水却是健康饮料的首选品。而且张老一天喝四大杯水的习惯，也是很符合养生之道的。除了白开水之外，张老的第二件法宝就是睡眠特别好，这也是他引以为豪的生活长处。张老不但晚上睡觉香，午睡也很不错。他说："午睡对老年人是一种有效的'健康充电法'，尤其在夏天晚上睡眠不足时更为重要。"这也成为他养生的法宝之一。

据古代药书《神农本草经》载："蜂蜜久服强志轻身，不饥不老。"可见，蜂蜜延年益寿的功效早在几千年前就已经被人们深刻意识到了。尤其对于老年人来说，蜂蜜更是不可多得的滋补佳品。

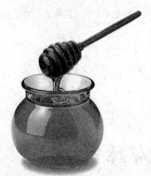

蜂蜜具有多种保健作用。首先，蜂蜜本身含有多种氨基酸，所含的矿物质与人体血液中的矿物质含量大致相似，有利于人体对矿物质的吸收。其次，蜂蜜在人体内呈碱性，可中和血液中的酸性成分，可以使人较快地消除疲劳，增进健康。再次，蜂蜜能增强免疫功能，保持人体健康。蜂蜜中含有能防止心血管疾病所必需的多种维生素，如维生素 B_1、维生素 B_6、维生素 C、叶酸和烟酸等。最后，蜂蜜中含有钾，其在人体内具有排钠的作用，可以维持血液中的电解质平衡。

除此之外，蜂蜜在治疗疾病方面也有很好的作用。动脉硬化症患者可以常吃蜂蜜，能够起到保护血管、通便、降压的作用；慢性肝炎、肝功能不良的患者常吃蜂蜜有助于保护肝脏，改善肝功能；

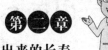

对于肺结核、虚痨久咳患者，蜂蜜是天然营养佳品，能够帮助他们增强体质；对于患有胃及十二肠溃疡的老年人来说，常喝蜂蜜可以起到良好的辅助治疗作用；蜂蜜能够改变血液成分，提高血色素、血细胞和血红蛋白的含量，所以非常适合贫血患者食用；神经衰弱、失眠、便秘者，食用蜂蜜有镇静、催眠、通便的作用。

从健康的角度考虑，新鲜成熟的蜂蜜可以直接饮用，也可以将其配制成水溶液。相对来说，蜂蜜水比纯蜂蜜更易被吸收，但绝对不能用开水冲或高温蒸煮蜂蜜。不合理的加热，会使蜂蜜中的营养物质被严重破坏，使蜂蜜中的酶失去活性，颜色变深，香味挥发，味道改变，食用时有令人不悦的酸味。因此，最好将蜂蜜用温开水或凉开水稀释后饮用。还可以在进餐时将蜂蜜涂抹在面包、馒头上，也可把蜂蜜加入温热的豆浆、牛奶中，搅拌均匀后一并饮下。

此外，蜂蜜的服用时间也很有讲究，一般来说，饭前 1 ~ 1.5 小时或饭后 2 ~ 3 小时食用比较适宜。对于有胃肠道疾病的老年人来说，服用蜂蜜的时间应根据病情来确定，这样可以充分发挥其医疗作用。如果在饭前 1.5 小时服用蜂蜜，它将会抑制胃酸的分泌；如果在服用蜂蜜后立即进食，将会刺激胃酸的分泌，刺激肠道的运动，有轻泄作用。因此，肠胃不好的人宜在饭前 1.5 小时服用温蜂蜜水，从而可以抑制胃酸分泌，减少对胃黏膜的刺激；而对于胃酸缺乏或萎缩性胃炎的患者，宜在服用冷蜂蜜水后立即进食。

正常情况下，新鲜蜂蜜不必加热可直接饮用，这样可以使蜂蜜的营养成分不遭到破坏，有利于充分吸收和利用。但如果蜂蜜出现发酵现象并且不太严重的话，我们就可以通过加热灭菌的方法来补救。这个方法很简单，就是将蜂蜜放在锅中隔水加热，在温度达到 60 ~ 65℃时保持 15 ~ 30 分钟，这样蜂蜜的酵母菌就能被杀死。60℃

的温度不会使维生素和酶等活性物质失去活性，能较好地保持蜂蜜的营养成分。

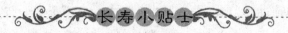
长寿小贴士

忌恋床

现在，有醒后恋床不起经历的人越来越多了，尤其是节假日。凡有过恋床不起经历的人都会有这样的感受：睡眠和恋床的时间多了，反而觉得四脚发沉、精神萎靡，有"越睡越累""越睡越不舒服"的感觉，结果，还不如每天忙于工作或学习时那样精力充沛。恋床打乱了平日正常的生活规律，使体内许多生物钟错点。

生命在于运动，长寿在于静养

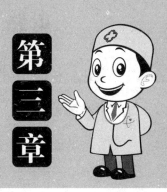

第三章

一个人的健康，包括身体健康和心理健康两方面，也就是所谓的身心健康。这两者是相互依存、相互制约的，失去了其中一个，就不是真正的健康。人们常说，生命在于运动，生命不息，运动不止。其实，这种说法是不全面的。陈立夫在谈及自己的养生之道时这样说，"养身在动，养心在静。"也就是说，要运动也要静养，动静结合才是健康长寿的最佳选择。

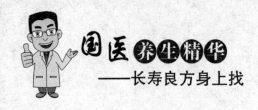
走路，是最实惠的运动

寿星养生 档案

　　杨绛，我国女作家、文学翻译家和外国文学研究家，享寿105岁。杨绛用她的一生践行着这样两句话：只要心态年轻，年龄不过是个数字；只要坚持科学的养生之道，长寿不会是个梦。如果说长寿有秘诀的话，杨绛只是最简单的秘诀，但却是一般人做不到的秘诀：心静如水，随遇而安；生活规律，修身养性；淡泊名利，与世无争。杨绛一生追求"和谁都不争，和谁争都不屑"。人们赞誉她是著名作家，她说自己"没有这份野心"；人们说她的作品畅销，她说"那只是太阳晒在狗尾巴尖上的短暂"。心胸豁达，将精力更多地集中在自己喜欢的事情上，让杨绛的晚年生活丰满而有趣。

　　走路，是最安全、最便捷的有氧运动方式之一，当你整天都在为了工作忙碌的时候，别忘了抽点时间出来走路，上下班时间都可以很好地利用起来。走路是一项适合各个年龄段人群的运动，可以预防很多慢性病。

　　人们常说"百练走为先。"走路的好处很多，可以活动筋骨，使淤滞的脉络畅通，四肢健壮；可以增强心肺功能，改善血液循环；

每天坚持走路，还能提高夜间睡眠质量。古人又云："散步以养神"，走路能使因为一天紧张工作而疲惫的大脑得到调整恢复，保持旺盛的精力和体力。走路还是最安全的运动方式，它不像踢球、游泳、跑步、爬山等那样激烈，男女老少皆宜。更重要的是，能辅助平稳血糖。

为了让走路这种简单的运动方式最好地发挥作用，我们需要坚持做到3个数字，即三、五、七。"三"指的是，每天至少步行30分钟，走3公里以上；由于每次运动带来的好处只能持续48小时，长期规律的运动才能让身体真正受益，所以每周至少运动5次；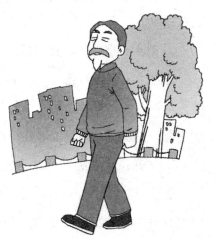"七"是指运动后的心率＋年龄＝170左右，相当于中等强度运动。运动还有"三有""三不为"，"三有"是指有恒、有序、有度；"三不为"指不攀比、不争强、不过量。所以说，走对路，才能事半功倍。

1. 姿势：不能太放松

正确的走路姿势应该是抬头挺胸，目要平视，躯干自然伸直；收腹，身体重心稍向前移；上肢与下肢配合协调，步伐适中，两脚落地有节奏感。

2. 速度：每秒走两步

运动讲究循序渐进，刚开始锻炼的人可先走半小时，再逐渐延长时间。快走时，心率应维持在每分钟120～140次，以身体微微出

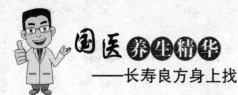
汗为宜。身体状况较好的中老年人通过快走可能达不到出汗的效果，这时可辅助慢跑，走跑结合，达到健身的目的。

3. 时间：下午4点后

下午4点以后和晚上是运动的最好时间，这时关节灵活，体力、肢体反应和适应能力最好，心跳和血压也较平稳。值得提醒的是，如选择晚饭后走路，应在饭后半小时至睡前两小时内进行。

4. 地点：道路平、空气好

公路边不适合快走，车流量大，空气质量差，且柏油路面太坚硬，对膝盖和脚踝冲击力较大，相比而言，松软的土路和塑胶操场更适合，还要绕开施工工地和环境复杂的道路。

5. 准备：穿双好鞋，做足热身

应选择舒适、透气的鞋子，能保护脚踝免受外界损伤。快走前应先做一些伸展四肢的热身活动，防止因步幅过大、频率太快造成拉伤。

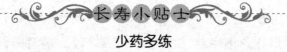

长寿小贴士

少药多练

不管平时多大方，吃药时最该"抠门点"，遇到伤风感冒这样的小病，最好扛一扛，别随便吃药。老年人还应遵守"岁加量减"的原则，60岁以上的老年人，其用药量相当于成人用药量的3/4，不可自行增加，并且同时最多只能服4种药。如果没有养成锻炼的习惯，吃药也等于白吃。最新研究显示，只要每天坚持锻炼15分钟，平均可延寿3年，比如快走、慢跑、骑自行车等，都称得上最好的"药"。

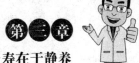

慢跑，有氧代谢运动之王

华佗，东汉末年医学家。他通晓养生之术，有"年且百岁，犹有壮容，时人以为仙"之称。华佗的养生之术主要概括为四点：一是善于学习，勇于创新。华佗之所以具有高明的医术，是因为他能继承别人的学术成果，在总结前人的基础上创立新学说。二是熟谙药物，医术高超。他配制汤药不过几味，心里能准确掌握各种药的分量，不用称量，煮好就给患者服用，告诉患者注意事项，药一服完疾病准好。三是注重运动，动静合一。华佗十分重视体育运动与劳动锻炼。他模仿虎、鹿、熊、猿、鸟的动作和姿态，创造了著名的"五禽之戏"，可以说是最早的健身体操。四是淡泊名利，以民为本。华佗的养生之道中最宝贵的是他对名利、地位的观念很淡薄。

慢跑风靡世界，被人们誉为"有氧代谢运动之王"。若能正确实践，十分有益于身体健康。医学权威认为，慢跑是锻炼心脏和全身的好方法。

慢跑可分为原地跑、自由跑和定量跑等。原地跑即原地不动进行慢跑，开始每次可跑50～100步，循序渐进，逐渐增多，坚持4～6个

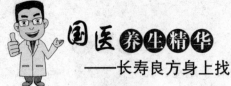

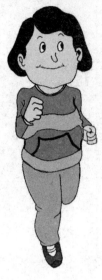

月之后，每次可增加至 500~800 步。高抬腿跑可加大运动强度。自由跑是根据自己的情况随时改变跑的速度，不限距离和时间。定量跑有时间和距离限制，即在一定时间内跑完一定的距离，从少到多，逐渐增加。

慢跑时，全身肌肉要放松，呼吸要深长，缓缓而有节奏，可两步一呼、两步一吸，亦可三步一呼、三步一吸，宜用腹部深呼吸，吸气时鼓腹，呼气时收腹。慢跑时步伐要轻松，双臂自然摆动。

练慢跑的老年人，最大吸氧量不仅显著高于不锻炼的同龄老人，而且还高于参加一般性锻炼的老年人。慢跑运动可使心肌增强、增厚，具有锻炼心脏、保护心脏的作用。多年从事慢跑运动的老年人的心脏大小及功能与不参加锻炼的 20 岁的年轻人的心脏无异，这是因为长期坚持锻炼，改善了心肌营养，使得心肌发达，功能提高。

不少老年人常说："跑跑跳跳，青春年少"。但对此也不能一概而论。即使是慢跑，如果不注意，也会对身体产生意想不到的损害。

1. 忌雨天、雨后、雪后、雾中跑

有些老年人进行跑步锻炼，习惯风雨无阻，这样做是错误的。身体暴露部位受冷雨刺激后易诱发多种疾病。若在雾天跑步，由于雾滴含污染物，易吸入大量被污染的空气，可引起呼吸道疾病和各种过敏反应。另外要忌迎风跑。老年人可迎风时走，侧风和背风时再跑。

2. 心态不好不要跑步

在和同伴或家人一起练跑时，不要有比高低、争强好胜心理，

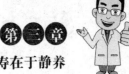

应该心平气和、量力而行。如果跑时烦躁不安，难受苦恼，也应停止。

3. 体形过胖的朋友不宜选择跑步

因为过重的身体会加重膝盖的负担，造成膝盖损伤。跑的方法不得当，也可能导致膝关节损伤。预防的办法是一方面不要跑得过量，另一方面注意跑的动作要正确，步子小些，着地时尽量有弹性；冬天注意膝关节保暖。

4. 患有隐匿性疾病的老年人不宜跑步

因为跑步有可能触发潜在的疾病，例如有的老人患有胆结石病，可从未发过病，即使慢跑后也有可能使位于胆囊底的结石，震落到胆囊颈部引起绞痛。

5. 跑后休息注意室内空气流通

不少老年人长跑锻炼后进入室内时，原有的呼吸顺畅、肺部舒适的感觉很快消失，并随之产生气促、胸闷、头昏、乏力等不适。很可能是因为室内外气温相差太大，室内空气不流通的缘故。因此，居室应注意清洁干燥、空气流通。

坚持长期慢跑的人，平时心跳频率可下降到每分钟 50～60 次左右，这可使心肌得到较长时间的休整。慢跑能促进全身新陈代谢，改善脂类代谢，可防治血液中脂质过高。

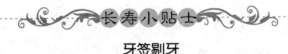

牙签剔牙

研究家发现，牙周病与免疫系统失调与心脏血管有相当大的关系，有效使用牙签，可以预防牙周病，进而减少免疫失调或其他心脏疾病问题。

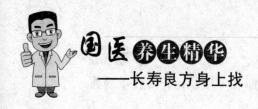

"八段锦"，简便易学的"长寿操"

寿星养生档案

　　许德珩，德高望重的老一辈无产阶级革命家、知名学者，享寿100岁。许老如此高寿，显然同他行之多年的养生之道是分不开的。一是精神乐观。许老对待疾病的态度可以概括为六个字：戒躁、戒急、戒气。二是喜好书法。许老是一位造诣精深的书法家。他平生心性淡泊，喜好书法，万机之余，临池无间。三是健脑益智。许老每天起床后的第二件事，就是在台历芯上记日记，然后做古体诗。其目的就是为了保持思维能力不致过早衰退。四是起居有常。许老曾把"动摇则谷气得消，血脉流通，病不得生，譬如户枢，终不朽也。"作为自己一生良好生活规律和起居习惯的写照。四是饮食清淡。许老一贯坚持饮食有节，定时定量，多以清淡为主。一般不饮烈酒，果酒喝得也很少。一日三餐都不吃甜食。他爱吃水果，但不吃含糖量高的梨和荔枝等，诸如上述都是许老的长寿之道。

　　八段锦，又被称为"千年长寿操"，它的一些动作甚至可以追溯到两千多年前，在文献中多有记载。练习八段锦能改善脏腑的功能，让流水不腐、户枢不蠹，使气血运行更加的旺盛，能延年益寿，强身健体。常练八段锦，是养生好选择。

八段锦起源于北宋，至今已有 800 多年的历史，它对调节人体的脏腑功能和阴阳平衡，都有非常大的作用。动作全套分为八段，每段一个动作，故名"八段锦"。老人练习八段锦，可以揉筋健骨、养气壮力，可以行气活血、协调五脏六腑功能，对头痛、眩晕、肩周炎、腰腿痛、消化不良、神经衰弱诸症都有防治功效，是适合老年人的一种较好的体育运动。下面介绍八段锦的动作要领：

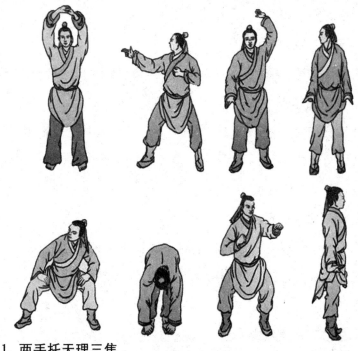

1. 两手托天理三焦

两掌向上至胸部时，翻掌上托，舒胸展体，抬头看手；抻拉时下颏微收，头向上顶，略有停顿，脊柱上下对拉拔长，力由夹脊发，上达两掌；两掌下落时要松腰沉髋，沉肩坠肘，松腕舒指，保持上体中正。

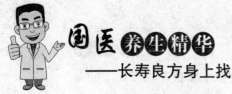

2. 左右开弓似射雕

两腕交搭时沉肩坠肘，掌不过肩；开弓时力由夹脊发，扩胸展肩，坐腕竖指，充分转头，侧拉之手五指要并拢屈紧，臂与胸平，八字掌侧撑需立腕、竖指、掌心涵空。略停两秒，保持抻拉，有开硬弓射苍鹰之势。

3. 调理脾胃须单举

单臂上举和下按时，要力达掌根，舒胸展体，拔长腰脊，要有撑天挂地之势。

4. 五劳七伤往后瞧

两掌伏按时立项竖脊，两臂充分外旋，展肩挺胸，转头不转体。

5. 摇头摆尾去心火

马步扶按时要悬项竖脊、收髋敛臀、上体中正；侧倾俯身时，颈部与尾闾对拉拔长；摇头时，颈部尽量放松，动作要柔和缓慢，摆动尾闾力求圆活连贯。

6. 两手攀足固肾腰

双手反穿经腋下尽量旋腕，俯身摩运时脊柱节节放松，至足背时要充分沉肩；起身时两掌贴地面前伸拉长腰脊，手臂主动上举带动上体立起。

7. 攒拳怒目增气力

马步下蹲时要立身中正，马步的高低可根据自己腿部的力量灵活掌握；左右冲拳时怒目瞪眼，同时脚趾抓地，拧腰顺肩，力达拳面，旋腕要充分，五指用力抓握。

8. 背后七颠百病消

提踵时脊柱节节拉长，脚趾抓地，脚跟尽量抬起，两腿并拢，提肛收腹，头向上顶，略有停顿，保持平衡；下落时沉肩，颠足时身体放松，咬牙，轻震地面。

这八式动作近似现代徒手体操，易学易练。老年人可根据自己的体力条件，选用坐位或站位。做动作时，要结合意念活动，想着动作的要求而自然引出动作来，并注意配合呼吸。长期坚持练习八段锦，定会益寿延年。

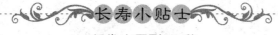

想发火忍耐 10 秒

高压的生活，让越来越多的人"无法控制自己"。面对压力时，请在反应过激之前给自己 10 秒的缓冲时间，使自己慢慢冷静下来。以生气应对压力的男性，精神疾病患病率会比不爱生气的人高 3 倍。

"五禽戏"，风靡世界的养生法

杨振宁，我国著名的理论物理学家，曾获得过诺贝尔奖桂冠。杨教授除了在科学领域有惊人建树外，在养生健身方面也有独到之处。他的养生方法是：定时"充电"：在正常的一日三餐之外，每隔 2～3 小时即少量进餐，目的是使血糖维持在身体能量需求的水平。

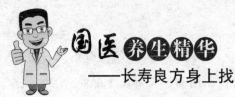
所谓五禽戏，就是指模仿虎、鹿、熊、猿、鸟五种禽兽的动作，组编而成的一套锻炼身体的方法。传统的华佗五禽戏共有 54 个动作，由中国体委新编的简化五禽戏，每戏只有两个动作，其动作分别为：虎举、虎扑；鹿抵、鹿奔；熊运、熊晃；猿提、猿摘；鸟伸、鸟飞。那么，中老年人练五禽戏的功效都有哪些呢？

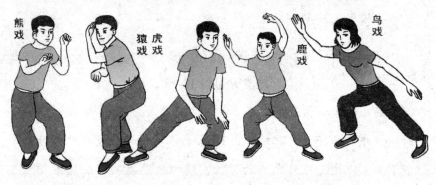

1. 练熊戏调理脾胃

夏季天气炎热，不少人都喜欢窝在空调房中吹冷气，但是室内外温差较高，容易使很多人出现滞食、消化不良、食欲不振等症状，这时不妨练练五禽戏中的熊戏。练熊戏时要在沉稳中寓于轻灵，将其剽悍之性表现出来，习练熊戏有健脾胃、助消化、消食滞、活关节等功效。

2. 练虎戏缓解腰背痛

天热的时候人体耗能较多，加上工作量较大，容易引起腰背疼痛。此外，长时间吹空调容易使我们总督一身之阳经、调节阳经气血作用的"阳脉之海"——督脉受到寒气的侵袭，不利于我们腰背部的健康。练虎戏能增强华佗挟背穴和督脉的功能，能缓解颈肩背痛、坐骨神经痛、腰痛等症状。

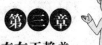

3. 练鹿戏缩减腰围

很多注重体形的读者朋友担心，夏天因为运动量的减少和冷饮的摄入增多，导致腰围增大，其实习练五禽戏的鹿戏是个不错的缩减腰围的好方法。为什么呢？因为鹿戏主要是针对肾脏的保健来设计的，它的各个动作都是围绕腰部来做的，在练习的过程中，自然而然地使我们腰部的脂肪大量消耗，并重新分配，有益于缩减腰围，保持苗条身材。

4. 练猿戏增强心肺功能

习惯于乘坐电梯的上班族如果爬上几层楼梯，不少人都会累得气喘吁吁，在夏季尤其如此，这其实是在提醒你，你的心肺功能需要加强了。猿戏中的猿提动作遵循"提吸落呼"的呼吸方式，身体上提时吸气，放松回落时呼气。上提时吸气缩胸，全身团紧；下落时放松呼气，舒展胸廓，这组动作有助于增强心肺功能，缓解气短、气喘等症状，感兴趣的朋友不妨试试。

5. 练鹤戏预防关节炎

关节炎是冬季的常见多发病，但是近年来，炎炎夏日，在医院的骨伤科，也会遇到不少肩周炎、关节炎患者因犯病而求医。主要原因就是这些患者使用空调不当，或者长时间吹电扇，导致关节疾病的发作。练鸟戏时，动作轻翔舒展，可调达气血，疏通经络，祛风散寒，活动筋骨关节，可预防夏季关节炎的发生，而且还能增强机体免疫力。

由此看来，五禽戏是一种外动内静、动中求静、动静具备、有刚有柔、刚柔相济、内外兼练的仿生功法。锻炼时，要注意全身放松，意守丹田，呼吸均匀，做到外形和神气都要像五禽。

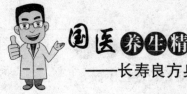
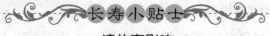

遗传有影响

　　若父母长寿，子女未必也长寿，但会从父母那继承到一些好处。近期《英国医学期刊》报道，某些人之所以更少生病，可能是大脑分泌的某些化学物质如5-羟色胺和多巴胺比常人更多，这正是拜遗传所赐。

练好"太极拳"，养生又长寿

寿星养生 档案

　　梁漱溟，曾被誉为"中国最后一位儒家"，享寿95岁。让人不可思议的是，少年时的梁漱溟并不喜欢运动，体质孱弱，到6岁时还不会自己穿裤子。中年之后的梁老开始研究养生之道，并将自己的养生心得以诗联的形式写在书房里："情贵淡，气贵和，唯淡唯和，乃得其养，苟得其养，无物不长。"他一生待人随和，淡泊明志，真正做到了"欲养生，先养心"。除此之外，"节量饮食""定时运动"是他的养生法宝，也是他每天的必修课。梁老每天坚持走路锻炼和打太极拳。即使在开会、写作的间隙，依然要在院子里走动散步，或者是打一两路太极拳，以此来舒活筋骨。

　　太极拳是我国传统的运动项目，早在16世纪，它就被作为防治疾病、延年益寿及防身的手段被广泛应用。打太极拳对心血管系统、呼吸系统、消化系统都能起到良好的作用。老年人打太极拳可以增加神经系统的灵敏性，有助于神经衰弱的康复，还可以改进柔韧度、肌力，从而增强耐力、缓解疲劳。同时，老年人练习太极拳，还可以提高心肺功能，增强消化能力。

最为关键的是，打太极拳可以帮助老年人通畅经络、血管、淋巴等，增强抵抗力，从而可以提高自身免疫力。除了生理方面的作用，打太极拳还有利于调整老年人的精神状态。因为在打太极拳的时候，要求人做到心平气和、精神内守，这样就可以消除心理压力，从而改善老年人的情绪，提高生活效率。因此，打太极拳对老年人的身心都有利，可以提高老年人的免疫力。

太极拳的种类大致分为两种，一种是传统太极拳，包括杨式、陈式、吴式、孙式、武式五大流派；另一种是规定太极拳，此类太极拳是由国家主管部门组织编写的统一教材，主要有简化24式、48式、88式以及杨、陈、吴、孙、武等各式竞赛套路和42式综合竞赛套路。无论练习哪一种太极拳，都要掌握正确的动作要领。

太极拳的动作强调"用意不用拙力"，在练习的时候，须全神贯注，注意力高度集中，眼随手转，步随身换，动作协调、连贯，动中取静，所有的动作都要以意识为引导，做到心、眼、神、法、步协调一致，这样才能使神经系统和体质得到更好的调整。

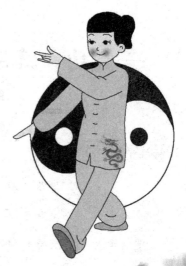

另外，打太极拳还需要注意三方面：一是应选择教材规范、标准统一的

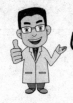

规定太极拳，自学或集体学练都可以；二是要注意打好基础，不可贪多求快，急于求成；三是不能"三天打鱼，两天晒网"，要持之以恒，长期坚持下去。

总之，太极拳不仅是具有深厚文化底蕴、高品位的动态艺术，而且是一种审美文化的体验，对老年人身心健康都有益。

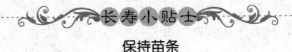
长寿小贴士

保持苗条

《黄帝内经·素问》中写道"饮食有节是长寿的要诀之一，而饮食不节则易导致早衰，甚至寿命减短。"节制饮食、保持苗条，不仅能减轻肠胃负担，对植物神经、内分泌和免疫系统是一种良性刺激，能增强免疫力，大大提高人体的抗病能力。反之，经常饱食会使人衰老，损伤健康。据一项研究显示，腰部过于丰满的人面临的死亡风险，较常人高出20%，而苗条的女性、男性更长寿。

气功，就是"内练一口气"

寿星养生档案

周克柳，享寿100岁。他戎马一生，经历了血与火的战争洗礼，到老依然耳不聋、眼不花，思维敏捷，行动灵便。谈及他的长寿秘诀时，周老风趣地说："心自从容天地宽。"周老非常重视学习，他认为，脑子也要保健，要不断运动。动则灵，不动则钝。周老离休后，还把坚持学习、更新观念作为生活中的"必修课"。他说："人虽然老了，但思想不能老，只有信念坚定了，精神上才能健康。"周老有一个良好的生活习惯，就是早睡早起，保证睡足8个小时。他每天坚持上街散步10余次，每次不少于500米。周老不吸烟，不喝酒。他认为，营养是健康的基础，他吃饭时细嚼慢咽，每餐保持七分饱，从不暴食暴饮。他还喜欢自己下厨房择择菜，烧烧饭，一来锻炼了身体，二来丰富了自己的生活。

气功，是传统医学宝库中独特的强身健体方法之一。中医认为，气功有平衡阴阳、调和气血、疏通经络和协调脏腑的功用。气功主要是通过调整姿势、调整呼吸、调整精神的锻炼方法，来调整身体内部的能量——元气，也就是通常所说的"内练一口气"。

现代医学研究显示，气功锻炼对呼吸、消化、循环、神经和内分泌功能都有良好的作用。气功可以调节大脑皮质和自主神经系统的功能；减少身体能量的消耗，增加能量的储备；通过腹式呼吸，使横膈膜大幅度有节律地上下移动，对腹腔脏器起到按摩作用，有利于胃肠道对食物的消化和吸收。因此，人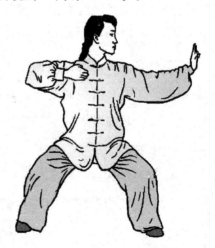们在进入老年之后，没事练练气功，对身体有一定的益处。

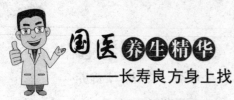

1. 延缓人体脏器的衰老

人到中年，脏器则开始衰老，人到老年脏器老化或发生病变，其中一个主要原因是血液循环受阻。例如胆固醇高、血脂高、血液黏稠高度、血管粥样硬化等均可造成动脉硬化、血液循环不畅等，这些都属于祖国医学中气滞血瘀的范围。练气功可以降低人的血液黏稠度、胆固醇、血脂；可以增强人体内脏的功能，延缓人体脏器的衰老。

2. 提高机体免疫力

练气功到一定程度，口中津液增加，唾液中含多种免疫细胞，能增强人的免疫力。经过科研检测发现，练气功组的人与不练气功的对照组的人相比，血液中各种免疫细胞增加，人体免疫能力增强。这些实验可以证明，人通过练气功能减少感冒、减少感染、减少老年疾病的发生是有科学根据的。

3. 活血化瘀，改善人体血液循环

经过科学实验观察，练功者的甲皱微循环有所改善。气功态比练功前人的甲皱微血管管袢增加而且管袢开放的数量增加，这表明练气功有利于人体的血液循环。人的血液循环的改善可以预防很多疾病，例如冠心病、脑血栓、脑供血不足等。同时练气功也能改善已经形成瘀血的脏器的生理状态，例如心肌梗塞、脑血栓形成、早期肝硬化等。

4. 通经络排病气

不少练气功者都有过气冲病灶的反应，比如，有头痛的患者，练功中气通经络时会感到病处有胀、跳等感觉，等经络通时有人会明显感到一股暖流沿经络走向通过，从此头痛症消失了。长期练功的没有疾病的人在用仪器（经络探测仪）测试时比不练气功者或有

病的人的经络畅通得多，这说明练功可以使经络更畅通。有病的人经络不畅通的部分多，通过练功可以逐步使经络一部分一部分地通开，这样人的病就会痊愈。

实践证明，气功对高血压、神经衰弱、肠胃病、糖尿病、冠心病、慢性支气管炎等疾病，也均有较好的防治作用，能够有效地增进老年人的身体健康，延缓衰老，延年益寿。

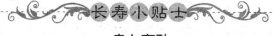

长寿小贴士

身上有劲

研究显示，手的握力每增长 1 千克，死亡风险可降低 3%。可见，握力是衡量一个人能否长寿的标准之一。一项研究发现，拥有更强壮肌肉的男性死亡率更低，且寿命也更长。强壮的肌肉，有劲的身体，也许就是你通向长寿的钥匙。

将"爬"进行到底

寿星养生档案

向多本，幸存老红军中最长寿的人，享寿 116 岁。向老如此健康长寿，其奥秘何在？据其子女介绍，主要得益于他一生勤劳俭朴、无欲无求、加强锻炼、生活极有规律。长期以来，向老一直信奉"饮食有节，少生疾病""诸肉不如猪肉，百菜不如白菜""早晨吃点姜，百病都消光"

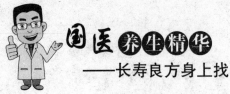
"大蒜是个宝，常吃身体好"等养生格言。平日里，他除了猪肉、鸡肉和鱼肉，其他肉类一概不吃。他还喜欢吃糖和姜，认为姜片可以化痰止咳。向老非常爱清洁，夏天每天要洗浴两次，冬天也坚持每周至少洗一次澡。长期以来，向老还坚持每天早上做些运动，夏天6时30分起床，冬天早晨7时准时起床，不管天气如何，总要做一套自编的体操。

生活中，有的老人认为自己上了年纪，实在不方便出门。还有的老人不愿意出门，只愿意躲在家里"耍懒"。殊不知，这对于自己的身体健康是没有益处的，老年人更应该进行适当的体育锻炼，这样才会保持身体健康，延缓身体机能的衰老。而爬山就是一项适合老年人的运动，适当爬山不仅可以锻炼身体，还可以放松心情、陶冶情操。

1. 快乐源于运动与健康

如果你希望自己活得既快乐又健康，就要常去爬山，登高望远，大有裨益。首先应下决心征服自己，打消一些顾虑，跨出第一步，培养爬山兴趣并坚持不懈。在爬山过程中，体验"不积跬步，何以至千里"的哲理，感受在崇山峻岭中既呼吸新鲜空气又欣赏大好河山的那份惬意，可以让人远离喧嚣，忘掉功利，此时生活就会变得无需心机，加之单纯的心态与优美的景观融为一体，你会因此开心不已，身心健康，累并快乐着。

2. 劳其筋骨，强其体魄

俗话说，"人老脚先衰"。老年人脚有了劲，就能跑、能跳、能走，行动自由，延缓衰老。就练脚劲来说，适度参加爬山运动，对老人的脚劲、关节和心肺功能的锻炼，要比在户外长跑、游泳、骑自行车等形式的有氧运动似乎更有效，更易行，更安全，病情才会得以减轻。

3. 磨砺意志，陶冶情操

爬山，要一步步往上爬，爬上去后，还要一步步走下来，风里来，雨里去，的确很辛苦。可是，当你爬到山顶，征服了一座又一座山峰时，你会感受到兴奋、快乐和满足；感悟"踏破青山人未老，风景这边独好"的独特境界和乐趣；激励你像徐霞客一样去旅行，不仅游名山大川，觅秀丽风光，探千姿百态，赏人文景观，并将其笔记写成类似《徐霞客游记》之类的散文游记等，将其整理成图文并茂的"影像阅读"发布在博客中，其间苦中有乐、妙趣横生的滋味，都是常人无法领略到的。

然而，爬山毕竟是一项耗氧量很大的运动，老年人一般都腿脚不太灵便，动作迟缓，还有的患有心脑血管病、糖尿病等慢性疾病。如果把握不好就可能在爬山的时候发生猝死、摔伤等意外事件。因此，老年人要根据自己的身体状况，再去考虑是否要爬山。在身体条件允许的情况下，再将"爬"进行到底。

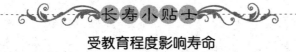
长寿小贴士

受教育程度影响寿命

美国疾控中心的一份统计显示，拥有学士或更高学位的人，比高中没毕业的人多活约 9 年。兰德公司卫生经济学家史密斯表示，受过高等教育的人更容易找到好工作，从而为人生做出长期规划，选择更健康的生活方式。

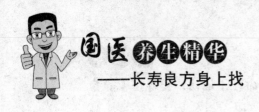
"人老腿不老"之秘诀

寿星养生档案

　　嵇如江，享寿107岁。他之所以能长寿，有如下因素：一是执着教育事业。嵇老一生从事教育，已是五世同堂，其中共有子孙12人继承其教育工作。二是乐善助学兴教。他深感教育与民族存亡、国家兴衰的关系，为弘扬和振兴教育工作，全家合议从多年积蓄和子女月薪中节俭资金，设立"嵇公奖学金"，以勉励学习成绩优良的学子，褒扬杰出人才，建设祖国。三是长寿因子遗传。嵇氏是长寿之家，父母都年逾80岁辞世，老伴92岁病故。嵇老室内还挂着一副对联："人生不满翁今满，世上难逢公竟逢"。四是家居环境优美。宅前的林荫小道，草木郁郁葱葱，散发着浓郁的清香气息。五是生活极为简朴。多饮水，三餐粥（早餐加个半熟的鸡蛋），爱吃粗粮、豆制品、肥肉，有啥吃啥，从不挑食，烟酒不沾，从不吃人参、银耳等补品。六是家庭气氛和谐，子女照顾周到。

　　人们常说，"人老腿先老"，这似乎已成为人们的共识。人到老年，腿脚往往容易先出毛病，只有注意保养锻炼，才可使自己免于跨入步履蹒跚者的行列。那么，"人老腿不老"的秘诀是什么呢？

1. 洗腿

用双手紧抱一侧大腿，稍用力从大腿向下按摩，一直到足踝，然后再从踝部按摩至大腿根，用同样的方法按摩另一条腿，重复10～20遍。这样可使关节灵活、腿肌与步行能力增强，预防下肢静脉曲张、水肿及肌肉萎缩等。

2. 揉腿肚

用两手掌夹住腿肚，旋转揉动，每侧揉动20～30次为一节，共做六节。此法能疏通血脉，增强腿的力量。

3. 甩小腿

一手扶墙或扶树，先向前甩小腿，使脚尖向前向上翘起，然后向后甩动，一次甩80～100次为宜。此法可预防下肢萎缩、软弱无力或麻木、小腿抽筋等症。

4. 揉双膝

两足平行并拢，屈膝微下蹲，双手放在膝盖上，顺时针方向揉动数十次，然后逆时针方向揉动数十次，此法能疏通血脉，治下肢无力、膝关节疼痛。

5. 扳足趾

端坐，两腿伸直，低头，身体向前弯，用双手扳足趾20～30次。此法能强腰腿、增脚力。

6. 搓脚心

双手掌搓热，然后用手掌搓脚心，各100次。此法具有降虚火、舒肝明目之功效，可以防治高血压、晕眩、耳鸣、失眠等症。

7. 暖双足

暖足就是要经常保持双足温暖，每晚用热水泡脚，能使全身血脉流通。

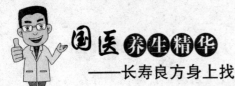

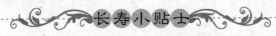

长寿小贴士

三个心，三种情

科学研究表明，爱心多，内啡肽释放就多，使人体微循环得到改善，也会进一步免疫力。好的心情，就是要有三个心，即有爱心、善心、真心。爱心使人健康，善心使人美丽，真心使人快乐。另外，还要有三种情，即友情、亲情、爱情。友情使人宽容，亲情使人温馨，爱情使人幸福。

动动手指，健脑益智

寿星养生档案

顾维钧，民国第一外交家，享寿97岁。他之所以能得如此高龄，得益于他自己发明的"顾氏行走法"。此法的精髓，是在散步时加入一段倒步行走。现代研究证明，倒步走比正步走的氧气消耗高31%，心率快15%，血液中的乳酸含量也较高。因此，倒步走是减肥运动中最经济、收效最大的健身方法之一。倒步走可增强大腿后肌群和腰背部肌群的力量，因此还可以预防腰痛。顾老的"顾氏行走法"，从养生学的角度来讲，是一种通过增强腿力来延缓衰老的办法。

由于大脑和手的关系密切，所以保健专家也认为，人到中年以后，若能经常做手指运动，将有助于大脑的血流通畅。动动手指，既可以健脑，又可以预防老年痴呆的发生。所以，在平时的生活中，要尽量利用各种机会活动自己的手指。比如，当乘车紧握栏杆或用手紧紧抓住吊环时，利用车子的震动一紧一松来刺激手掌；在闲坐时，用手指不停地拍击椅子把手等，都可以预防痴呆症的发生。

大部分老年人在患上老年痴呆之后，就会出现呆傻的情况，这对于他们日后的生活影响十分严重。因为老年痴呆一旦发生，其病程是无法逆转的。如果是诊断明确的轻、中度老年痴呆患者，给予胆碱酯酶抑制剂等药物治疗是有效的，并且可以延缓病情的进展。老年痴呆关键在于预防，调查研究显示，在健康时期或老年痴呆的早期进行预防和保健才能够起到良好的防治效果。

预防老年痴呆的方法很多，对于老年人来说，最有效简便的就是做手指体操。现代研究表明，手及手指活动时，可以大范围地兴奋脑细胞，起到调整和提高大脑功能的作用。而且手指活动时脑血流量会比手不动时显著增加，这对于促进大脑发育、改善大脑功能具有非常重要的意义。

健脑益智的手指体操，具体步骤如下：

第一节：将手指从指尖数的第二个关节直角弯曲。首先，左右手同时做6遍。其次，让一只手从食指到小拇指，逐一地直角弯曲第二个关节，同时另一只手的手指按照从小拇指到食指的顺序也同时做，做6遍。最后，让两根不相邻手指同时弯曲，两手同时做，同样做6遍。

第二节：在桌面上设计"十""S""米"字或其他图案，让随意两根手指当脚，沿着设计的图案"散步"6分钟。

第三节：双手反复做握拳与松开的动作；双脚十趾同时做抓地

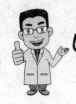
与松开的动作，做60次。

第四节：用左手和右手各进行珠算30道题，题目可难可易。

对于老年人来说，每天可以根据自己的情况，把手指操全套或者部分小节练习一下。如此以来，不仅能够帮助预防老年痴呆，还可以降低心脑血管病的发病率。对于儿童和青年人来说，手指操也可以有效地开发大脑，让大脑永葆青春与活力。

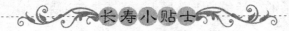

长寿小贴士

戒烟与限酒

众所周知，吸烟是死亡的"加速器"。大多数人不相信吸烟会有这么大的危害。他们认为，吸烟的危害是医生们夸大的宣传，等到发现肺癌、冠心病时，后悔已晚。此外，50%的犯罪、40%的交通事故和25%的疾病都与酗酒有关，这意味着数以千万计的人，数以百万计的家庭和无数的痛苦、悔恨，都与酗酒脱不了干系。

韧性锻炼，老年人的必修课

寿星养生档案

于右任，著名书法家，享寿86岁。"不思八九，常想一二"，这是于老挂在客厅中的养生联。于老一生饱经沧桑、淡泊名利、荣辱自安。当朋友向他请教养生之道时，他指着上面那副对联，笑而不言。"人生十事九堪叹"，磨难和挫折似乎是人们生活中的平常事。如何对待生活中的如意和不幸？于老的态度就是保持良好的心态，常想一二，"用心感恩人生中那如意的十分之一二，最终以豁达与坚韧去化解并超越苦难"。他多次同朋友谈到，多忆甜，少忆苦，多想愉快的事情，多品味生活中美妙、温馨的一面，这样就会笑口常开，活得愉快。于老的养生观体现出了一种淡泊明志、简单朴素的生存哲学。

人到中年以后，随着年龄的增长，连接骨与骨的关节囊、韧带、肌腱等会逐渐发生变性、老化，柔韧性会变得越来越差。这就非常容易引起中老年人常见的颈椎间盘突出症、腰椎间盘突出症、肩周炎、腰腿痛等疾病，给人们的工作和生活带来许多不便。

实际上，中老年人柔韧性老化的过程是因人而异的，自然老化只占成因的1/3，其余2/3与锻炼有关。调查表明，我国中老年人健身中大多忽视了柔韧性锻炼。运动医学研究表明，柔韧性是重要的身体素质之一。经常进行柔韧锻炼的中老年人，不仅能保持较好的柔韧性，而且在生活活动中动作灵活，很少得一些运动系统疾病，肩、膝、腰等关节的扭伤也很少发生。因此，韧性锻炼是老年人的一堂必修课。

进行柔韧性锻炼的方法很多，下面介绍几种适合老年人锻炼的练习方法：

1. 压腕

两手指交叉，手心向外，做压指压腕的动作，充分向前、向上伸展或有节奏振压。

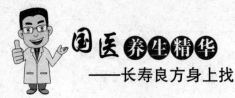
2. 压肩

上体前俯，并做下振压肩动作。

3. 压腰

直角坐在垫上，两腿伸直，挺胸，塌腰，并向前折体，两手尽量伸向前方，使胸部贴近腿部，持续一定的时间。

4. 压腿

左腿提起，然后两腿伸直，立腰，收髋，上体前屈，向前向下压振，左右腿交替进行。

5. 压踝

跪在垫上，臀部压在踝关节上，向下振压。还可进行脚外侧走，脚尖走，脚跟走和脚内侧走，牵拉踝关节。

要使中老年人柔韧性锻炼更科学、有效，还应注意以下三点：

第一，要循序渐进，不要太使劲，被牵拉的肌肉韧带有轻微不适感即可，不能急于求成。

第二，伸展时不要屏住呼吸，伸展动作要缓慢，可采用伸展—放松—再伸展的方法。

第三，健身活动前或后都可做柔韧性练习，健身前做有助于热身，防止受伤，健身后做有助于放松肌肉，消除疲劳。

经常进行柔韧性锻炼，对中老年人的健康大有好处。一方面，柔韧性锻炼能扩大关节韧带的活动范围，可以做较大幅度的动作，有利于提高身体活动的灵活性和协调性，特别是在意外事故发生时还能有效避免和减轻对身体的伤害。另一方面，柔韧性锻炼时，肌肉的拉伸会像按摩一样，降低肌肉紧张度，使僵硬的肌肉得到松弛，防止肌肉痉挛，减轻肌肉的疲劳。

此外，柔韧性锻炼还能增加肌肉韧带的弹性，加强肌肉韧带的营养供应，延缓肌肉韧带的衰老，进一步延缓血管壁的弹性下降和皮肤的松弛。

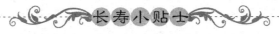

长寿小贴士

牙要刷够3分钟

调查显示，超过六成以上的人都没掌握正确的刷牙方法，刷牙时间不够3分钟，刷了也等于白刷。"一般刷牙的时间应该控制在3分钟左右，早晚各1次。"正确的方法是，按上下左右，唇颊腭舌各面按顺序洗刷，每次以移动1~2个牙齿为宜，仔细刷完全口牙齿需4~5分钟。如果用电动牙刷，刷够2分钟即可。

甩甩双手，甩走慢性病

朱鹤亭，生于1927年，是当代海内外著名中医学家、气功家和养生专家。朱老的养生之法：一是呼吸有度。朱老先生的养生之道中，非常注重呼吸有度，认为呼吸调理有度是养生长寿的重要方法之一。二是饮食有节。朱老提出一日三餐饮食的原则，即早上吃好，中午吃饱，晚上吃少。在饮食的内容上，注重对于食物种类的变换。三是注重情趣。朱老养生的原则之一就是要注重情绪。此外，朱

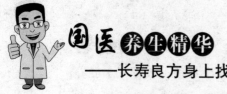

老还有着广泛的爱好和兴趣，如书法，音乐和书籍等，都是他爱不释手的兴趣。这些兴趣爱好可以帮助人们保持心绪平和，情绪的快乐和心理的放松，还可以帮助人们减少疾病的纠缠，真正做到延年益寿。

甩手，是一种非常简易的锻炼方法，对于老年人特别适宜，有利于活跃人体生理功能，行气活血，疏经活络，从而增强体质，提高机体抗病能力。

甩手动作相当简单，身体站直，双腿分开，与肩同宽，双脚稳稳站立，然后，两臂以相同的方向前后摇甩，向后甩的时候要用点力气。甩手的诀窍就是，用三分力量向前甩，用七分力量向后甩。练功时，要轻松自然，速度不要过快，刚开始可以练得少一些，然后慢慢增加次数，否则一下子就会产生厌倦感。每天坚持甩甩手，对于治疗一些慢性疾病也有较显著的作用。

1. 甩手治癌

中医认为，癌与瘤都是气血结聚、经络阻塞不通的结果，经常甩手有利于吐故纳新、补气益血，从而防治癌症。每天上午、下午和晚上各甩 2000 下，不间断地甩 5 个月，有利于肺癌的治疗。患关节炎、大便后流血者，练习甩手后两种病可见好。若患食道癌，可逐步改善情况。颈部生淋巴癌，每日甩手 2000 下，便可胃口大增，辅助治疗淋巴癌。甩手时，眼睛向前看，心中不怀杂念，只默数数字，开始可先做两三百下，逐渐增多，做到每次一千多至两千多下，约半小时。

2. 甩手治眼病

《内经》中说"目受血而视"，所以眼睛的问题其实就是血的问题，气血如果不能到达眼睛，必然会引发各种病变。甩手就是要让气血流动起来，到达身体各个部位，以供正常生命活动所需。若患高血压影响了眼睛，经过甩手后，血压恢复正常，眼镜也可以不用戴。患白内障者，每日甩两次，早晨甩800下，晚上甩1000下，4周以后可以见疗效。眼睛有沙眼、色盲、眼皮上生小瘤，甩手后体质增强，也能促进眼疾康复。

3. 甩手治半身不遂

半身不遂和中风、高血压、关节炎往往联系在一起，这是因为身体内部气血不平衡，影响分布，使经络、肌肉、骨节起了变化。甩手对半身不遂有特效，因为半身不遂是头重脚轻即上实下虚，而甩手可以平衡体内气血分布，从而对半身不遂产生特效。

所以，经常甩甩手，可以让人的身体更轻松。只要甩手的动作准确，不仅能够疏通经络，还能行气活血，对于人们的身体健康也很有帮助。因此，对老年人而言，多多甩手，在轻轻松松降血压的同时，还可以舒筋活血，让自己的身体更健康。

长寿小贴士

适量运动使人长寿

走路步行，是世界上最好的运动。人们要长寿，最好的秘诀就是每天从事适量的运动。据报道，美国华盛顿医疗中心研究人员对1.5万多人进行了20年的跟踪调查后发现，爱运动者过早死亡的概率比其他人小70%。要达到如此效果，只需每周至少5次快步行走1小时即可。另外，美国南卡罗来纳大学研究人员也发现，身体素质差的成年人死亡几率比健康的同龄人高1倍。

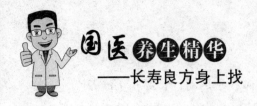

静坐，千金难买的"长寿药"

寿星养生 档案

姜子牙，我国古代历史上一位著名人物，在道教和民间的地位也较高，享寿97岁。

他因其德高望重而又高寿被人们尊称为姜太公。姜太公将钓鱼作为养生之术，他几十年如一日，只要一有空便持竿傍溪，静观天水一色。钓鱼实为形式，他那无饵直钩能钓鱼的理论，说明他淡泊利禄，为人豁达，钓鱼是假，赏鱼是真。在众人千方百计要多钓鱼、钓大鱼之际，他却静观鱼群绕钩而乐，一池清波，两岸翠柳，几声鸟鸣，大自然的清新陶冶着他的情志。姜太公在垂钓中还磨炼了自己的毅力和耐性，使他养成了谋大业不求功名利禄的胸怀，从而以豁达、宽容、仁和迎来健康长寿。姜子牙直至97岁依旧身体健康，精力充沛，这与他几十年的垂钓生涯不无关系。

法国思想家伏尔泰提出的"生命在于运动"的格言，现如今毫无疑问地被人们所接受。然而，静坐也能养生的道理很多人却不一定了解。其实，静坐也是一种独特的养生方法。黄帝《阴符经》曾说："自然之道静，故天地万物生。"所以，早晚静坐有助延长寿命。

早晨，你总会看见很多老人在公园里静坐，一开始你并不知道他们在干什么？上前一问才得知，原来早晚静坐也可以让人长寿。静坐长寿的方法其实在很久以前就有了，只是人们觉得"坐"是一件很平常的事情，久而久之就忽略了"坐"的功效。

静坐，其目的是静，而不是为了坐。静有两种，一种是身静，另一种是心静。为了身静，要盘腿，因为走南闯北皆先动腿，所以身要静，先静腿。对于心静，历史上有很多方法，比如道家的吐纳之术、佛家的白骨观等。总而言之，静坐的目的是让身心达到一种极静的状态，在这种状态下停止大脑的"胡思乱想"。引用诸葛亮的话："非淡泊无以明志，非宁静无以致远。"

静坐，是一种精神上的"健身运动"，也是一种千金难买的"长寿药"。静坐，可以让人们养气、养精、养德、养神、养慧。由此看来，静坐的力量不可低估。静坐，能让人们在静中释放工作中的压力和生活上的烦恼，让心灵得到净化和休息；静坐，还可以治疗中老年高血压、失眠等疾病，并能收到良好的效果。

静坐要怎么坐才正确？下面为大家介绍具体的坐法：

首先，姿势要正确：头自然正直，忌僵硬，鼻正对肚脐，眼微闭，唇略合，牙不咬，舌舐上腭，宽衣松带，腰背放松，肩肘下沉，但不用力；身宜平直，脊椎要正，背勿靠他物，胸部可略前倾；手心向下，自然地轻放在靠近小腹的大腿根部；两脚平行着地与肩同宽，坐位以屈膝90度为宜。

其次，要调整好呼吸：吸长而缓，呼短而促，行于不经意之间，静坐特别讲究运气，要求自然、不用力、摒杂念、意在丹田。最后还要掌握好时间：清晨和临睡前较好。地点不论，每次静坐30分钟。

研究表明，人只有在入静后，大脑才会恢复到儿童时代的脑电

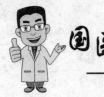
波状态，衰老暂时得到"逆转"。静坐比睡眠能得到更深的休息程度，一小时静坐，功效相等于四小时的睡眠。许多在睡眠中无法消除的紧张，只有在静坐中才能消除。正是中医所谓："百病生于情欲，健康来自清净。"故静坐之原理即是以精神安定神经，以平衡全身内分泌。

在自然界中，生命都是从静态中成长，由动态中凋谢。所以，人的生命经常需要与活动对等的便是"休息"。人生往复不绝的生命动能，也都需要依靠充分的休息，得到日新又新的生机。

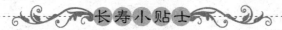

长寿小贴士

炒完菜，油烟机再开4分钟

根据一项研究报告显示，在通风系统很差以及燃烧效能很低的餐具上进行做饭，对于人的身体健康造成的损伤是十分严重的，这就相当于每天吸两包烟的后果。因此，建议大家在炒完菜之后，让油烟机再运转4~5分钟，以便于完全吸走那些有害的物质。

顺应四季，健康长寿过百年

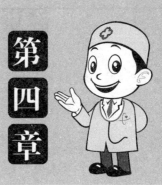

第四章

　　人是一个有机整体，属于自然界的一份子。中医认为，肝主春，心主夏，肺主秋，肾主冬。春天肝气比较旺，是养肝的好时机；夏天心气旺，最适合养心；长夏脾气旺，应该注意养脾；秋天肺气旺，养肺是关键；冬天肾气旺，养肾时间来临。只有掌握这些规律，顺应四季养生，才能健康长寿过百年。

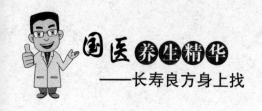
健康养生，从春天开始

荀子，我国著名的儒家学者，享寿74岁。第一，他主张"养备而动时，则天不能病。养略而动罕，则天下能使之全"。意即注意保养身体，经常进行运动。第二，他提倡"以治气养生"，用导引行气的方法锻炼身体。此外，荀子不但提出了上述鲜明的唯物观点，而且他在一生中也身体力行。他以大半生的时间，周游列国，深入民众之中，所以他获得了健康长寿。

春暖花开、万木复苏。随着气候的逐渐变暖，人体生理、心理机能也在悄悄地发生着一些改变。所以，春季养生必须顺应天时，在衣、食、卧、行、情等方面进行适度调理，才能保证一年四季身体健康。

1. "春捂秋冻"，穿戴适度

春天气候多变，人体皮肤疏松，对外邪抵抗能力减弱。所以，要适时增减衣服，尤其是老年人和体质虚弱者。衣服既要宽松舒展利于湿气蒸发，又要柔软保暖，防止风寒外侵。穿衣时要注意"下厚上薄"。"下厚"利于春阳之气升发，"上薄"防阳气升发太过。春暖花开不能过早地顿减衣服。如衣着单薄，稍有疏忽就易感染疾病，危及健康。

2. 省酸增甘，养肝为先

饮食调养，常依据食物的五味及季节不同来进行调配。春季饮食应避免吃油腻生冷之物，要食富含维生素 B 的食物和新鲜蔬菜。性味甘平的食物有养肝作用，如瘦肉、蛋类、牛奶、蜂蜜、豆制品、新鲜蔬菜。补脾宜多吃鲫鱼、胡萝卜、苹果等。春季时体内的肝胆经脉旺盛活跃，若能在此时好好调养肝脏，便可以增强免疫力，让身体一年都维持在最佳状态。

3. 充足睡眠，预防春困

充足的睡眠能提高抗病的能力。科学研究发现，最佳睡眠时间是每天 6 ~ 8 个小时。中医研究证实，"子午觉"对人体健康尤为重要。子午觉是指子时（夜晚 23 点 ~ 凌晨 1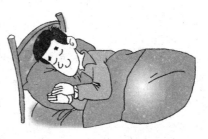

点）大睡，午时（中午 11 点 ~ 下午 1 点）小憩，子时为阴阳交会，水火交会之际称为"合阴"，是一天中阴气最重的时间，正是肝胆代谢的最佳时机，此时入睡，效果最好，易进入最佳睡眠状态。如何预防春困呢？一要保证睡眠，早卧早起，克服消极懒惰的思想情绪；二要积极参加锻炼和户外活动，改善血液循环；三要适当增加营养；四要保持室内空气流通。

4. 生活规律，适当运动

在这黄金的季节里，自然使人心情舒畅，应该早点起来，到户外去锻炼，活动活动身体，吸收新鲜空气，呼出体内的二氧化碳，吐旧纳新、舒展筋骨，增强免疫力与抗病能力，人们可根据自己年龄与体质状况选择户外活动。需要提醒的是，无论你选择什么时间

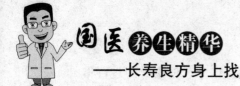

和方式，出门前要先喝1~2杯开水，锻炼前要先做预备动作，强度不宜过大。

5. 情绪稳定，开朗豁达

性格的开朗与豁达和心灵的宁静使人的阴阳平衡，气血和顺，情绪稳定。心静则杂念除，杂念除则气血通，气血通则身心健。要学会戒怒，怒可伤肝，可导致失眠、多梦等多种身心疾病。

春天，是一年中最关键的时刻。所以，健康养生，从春天开始。

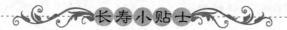
长寿小贴士

吃得纯净

吃得纯净，就是说多吃一些天然食物，少吃一些人造食品，多吃清淡食物，少吃重口味。一项针对世界五大长寿乡的研究指出，促进长寿老人健康的一个非常重要的原因是：饮食清淡。清淡的饮食习惯可以保证消化系统的正常运行，确保营养的吸收和废物的排出，减轻胃肠负担，还能防止心脏病的发生，使得身体器官没那么快老化，因此更易长寿。

暖暖春日，保养讲究多

寿星养生档案

墨子，我国战国时期著名的思想家、教育家、军事家、墨家学派的创始人，享寿92岁。在养生方面，墨子

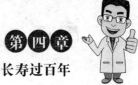

提倡"遵五行而生，逆五行而损"的原则。所谓五行，即金、木、水、火、土。他强调自我调息时，要按五行运气，区分四时寒暑而用之，"春嘘明目木扶肝，夏至呵心火自闭，秋咽定知金肺润，肾吹唯要坎中安。三焦嘻却除烦热，四季常呼脾化飧。"墨子认为，通过练习此功，最终可达神和形安、气满丹田、耳聪目明、祛除病邪、身强体健的功效。

中医认为，"冬三月，此为闭藏。"就像树木到冬天落叶减少水分的挥发一样，人在冬季也应该减少活动，避免过汗，这样才能使春天身体健康。现在正值春季，如果身体总觉得疲乏无力，总说自己是"春困"，一定是冬季没有保养好肾脏，导致在春季身体准备"发陈"时养分跟不上。所以，春季如果不按照正确的方法养生，那么夏季则会出现相应的不适。

1. 春天情绪不宜平和

一年之计在于春，春天可以说是一年中非常重要的季节，对于养生也是如此。以往，一说到养生，人们就会说心态平和，但春季养生却不同。有人这样说，"春天不要平和，春季一定要让心情欣然、愉悦，秋天才要讲求平和。"

2. 香蕉和梨不宜吃

中医认为，春夏养阳，所以春天应该多吃一些辛味的东西。比如，民间讲究在农历二月二吃春韭做成的春饼，韭菜就是辛味的，具有生发的作用，让人微微出汗，可以帮助体内的寒气发散。另外，也可以吃一些辣椒、萝卜等。相反，那些滋阴的、寒凉的食物就不宜在春季食用（特殊患者除外），比如香蕉、梨、百合、银耳等。特

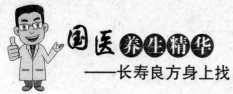
别是生冷的东西，像冰淇淋、冷饮等，会将寒气聚集在体内，导致夏季脾虚，带来一系列不适。

3. 春捂不宜过汗

人们都知道"春捂秋冻"，但不是随便"捂捂"就能达到保健的效果。有人说，捂的度就是不能过汗，如果天气很热了还里三层外三层的捂着，出很多汗就不好了。

4. 不宜过早穿单鞋

俗话说，病从脚下起。现在很多年轻女孩，很早就开始穿单鞋，对身体非常不好。脚和小腿是人体三阴经和三阳经的总汇，小腿内侧为肝、脾、肾三阴经，外侧为胆、胃、膀胱三阳经，对人体来说非常重要，所以一定要注意保暖，不宜过早穿单鞋。

5. 雾天不宜锻炼

春季的到来，让越来越多的人加入了锻炼的热潮中来，但雾天不宜进行锻炼。雾珠中含有大量的尘埃、病原微生物等有害物质，锻炼时由于呼吸量增加，肺内势必会吸进更多的有害物质。

中老年人春季锻炼应特别注意以下三点：

（1）不要空腹锻炼。清晨除了血糖偏低外，人体血液黏滞，加上气温低、血管收缩等因素，若空腹锻炼就可能使人因低血糖和心脏疾病而猝死。

（2）不要骤然进行。锻炼前应先做些简单的四肢运动，以防韧带和肌肉扭伤。

（3）注意保暖。开始锻炼时不应立即脱掉外衣，等身体微热后再逐渐减衣。

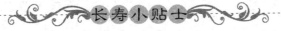

动得勤快

有人说乌龟不爱动，也可以长寿。但你忘了，乌龟是骨头包着肉，人类是肉包着骨头；乌龟是"冷血"，人是"热血"，能一样吗？乌龟身上有 230 多块骨头，90 多个关节；人身上有 206 块骨头，230 个关节。人身上那么多关节就是让你运动的，而且不止关节要你运动，心脏也要，因为心脏是需要刺激的。调查研究显示，保持长距离的慢速散步习惯能够延长寿命，适度的锻炼可以使得健康最大化。所以，想长寿就要动，别学乌龟。

春季养生，必先养肝

寿星养生 档案

孟子，我国古代著名的思想家、教育家，战国时期儒家代表人物，享寿84岁。在养生方面，孟子也有自己独到的见解，主要有两点：其一是"配义与道，无是，馁也"，也就是说，一切都要从儒家的所谓道义出发，气直理壮，从而使个体保持一种旺盛的精神状况；其二是"行有不慊于心，则馁矣！"意思是说，养"气"必须培养良好的心理状态，心地要光明坦荡，不能戒严令存心。"饮食，人之大欲

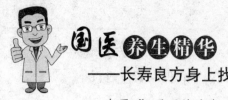

存焉。"孟子的这句话在很大程度上可以作为"食色性也"的补充。总而言之,孟子的养生思想具有一种强烈的道德色彩,堪称后世强调通过陶冶道德情操以养生流派的鼻祖。

春季,万物复苏,同时也是肝气最足、肝火最旺的时节。据了解,春季是肝病的高发季节。尤其是在冬春交替的时候,气候忽冷忽热,人体免疫力下降,如果在春季不注意养肝护肝,很容易导致肝气不顺、气郁化火、肝风内动,进而出现烦躁易怒、头晕目眩,甚至中风晕厥等症状,极大地危害身体健康。那么,在春季应如何养肝呢?

1. 春季养肝的重要性

在现代医学上,肝脏是人体新陈代谢的重要枢纽,同时也是人体最大的消化腺体,具有解毒、调节水液与激素平衡的作用。中医上甚至有"养肝就是养命"的说法。

肝脏的代谢不正常,导致不能及时补充人体所需要的营养,影响身体各个器官的正常工作。而且当肝脏无法正常排出来体内的毒素时,这些毒素堆积在五脏之内,就会加速五脏的衰老,进而致使由五脏供养的皮肤、筋骨、肌肉、神经等也发生衰老。因此,保护好肝脏便能养好身体。

在春季,肝火旺盛,很多人都会出现口干舌燥,口气严重,头晕脑涨,甚至腿脚酸痛等症状,这就是提醒我们要保护肝脏了。如果我们再不注意休息的话,会严重影响肝脏健康,损伤肝脏,到夏季容易发生寒性病变。因此,利用春季来养肝,是健康养生的重要部分。

2. 春季养肝"四步走"

(1) 保证充足的睡眠。现代人工作压力大,很多人都会经常熬夜加班,或者出现睡眠不好的现象,这些都很不利于养护肝脏,常

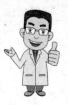

常会出现晕眩、抽筋、便秘、脸黄、眼睛干涩等肝血亏虚的症状。这些虽然不是很严重的病症，但长期累积会损害身体健康。

据统计，睡眠时间不足 6 小时或者长期在 12 点以后才睡觉的人比睡眠正常的人，出现肝功能异常或者脂肪肝的比例高出 10%。因为睡觉时能够增加肝脏的血流量，给肝脏供养更多的血液、氧气以及营养，有利于肝脏细胞甚至是身体所有细胞的自我修复和再生。可见，充足的睡眠是养护肝脏的重要保障。

（2）保证规律饮食。中医认为，肝火旺盛可影响脾胃健康。暴饮暴食或者饮食无度等不规律的饮食习惯会影响脾胃健康，进而损害肝脏。因此，春季养肝要注意保证规律饮食。

春季养肝护肝，饮食上要以清淡为主，不要大鱼大肉，可以多吃芹菜、莴笋、豆芽等新鲜蔬菜，避免食用辛辣食物。可以食用大豆或豆腐等含有丰富蛋白质、钙、铁、磷等营养物质的食物。同时也可食用海鲜，如黄鱼、银鱼、虾蟹等高蛋白、适量脂肪的食物，帮助提高机体免疫力，修复肝脏受损细胞，保证肝脏健康。

（3）适当调整情绪。肝脏异常会影响人的情绪，同时，人的心情好坏也会影响肝脏健康，尤其是抑郁、易怒最容易损害肝脏。因此，保持良好的心情是养护肝脏的重要步骤。

养护肝脏要保持心境愉悦，养成积极乐观的人生态度。当出现情绪不舒畅时，要寻找宣泄的渠道，不要憋在心理，以免抑郁成疾。同时，在万物复苏的春季时节，可以适当进行户外活动，以放松心情，调节人体新陈代谢。

（4）适当按摩穴位。肝功能异常很容易会导致体内病毒堆积，加重肝脏损害。通过按摩身体的相关穴位，起到滋阴补血，养肝补

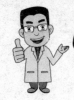
肝的作用。建议按摩太冲穴，其是人体足厥阴肝经上的重要穴位，在足背的第一、二跖骨之间凹陷处。经常按揉太冲穴，能够调动肝经的元气，起到补阴、养肝、柔肝的作用。

肝脏主理疏泄与藏血。而春季容易出现肝火旺盛的症状，损害身体健康。因此，春季要注重养肝护肝，在保证充足睡眠，规律饮食以及保持心情舒畅的基础上注意适当地按摩一些养肝的穴位，保护肝脏健康。

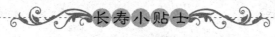

长寿小贴士

睡得舒服

睡眠与健康是"终身伴侣"。中医养生名著之一的《养生三要》里说："安寝乃人生最乐。古人有言，不觅仙方觅睡方……睡足而起，神清气爽，真不啻天际真人。"因此，每晚至少睡够8小时，白天有时还要打个盹。因为好的睡眠对人的健康长寿至关重要。

调理饮食，让"春困"远离你

寿星养生档案

武则天，我国历史上唯一的女皇帝，享寿82岁。究其养生之道，主要有四个方面：一是习文练武，奠立根基。她执政时经常骑马检阅军队和外出巡行，所有这一切都使她在精力、心力、智力、体力上得到锻炼。而且音乐可和神，书法能调气，骑射利强身，这些都是高层次的养生之道。二是信念坚定，处事果断。她能洞察世事，方向明确，信念坚定，处事果断地朝着目标努力，取得一个又一个胜利，从这些胜利的鼓舞和慰藉中，使自己的形体、精神都得到了护养。三是雍容大度，胸怀开阔。她称帝时能广招人才，举贤任能，胸怀开阔，从不搞宗派小圈子。她广设官职，网罗人才，不计卑微，唯才是举，大量地用在左右侍御史、员外郎、校书郎、左右拾遗等补缺职位上。四是坐禅修道，调养身心。她的母亲是个虔诚的佛教徒，高寿92岁，这是唐代以前罕见的"寿星"。这种先天的遗传因子与后天的修养方式，对武则天的健康长寿极为有利。

经常听人们说，"春困秋乏夏打盹"。一到春天，尤其是春天的下午，一些人就特别容易犯困。"春困"其实不是一种病态，而是人体的一种生理现象。它的症状常常是困倦乏力、眼涩头晕、提不起精神和昏昏欲睡等，医学上称为"春困症"。

"春困"其实是正常现象，它是人体生理机能随着自然季节变化和气温高低的转换而发生相应调节的一种短暂性生理现象。进入春天，随着气温的升高，皮肤毛细血管和毛孔扩张，体表血液循环旺盛，流入大脑的血液和氧气供应量减少，导致脑神经细胞兴奋程度降低，于是出现了软绵绵、无精打采、昏沉欲睡的春困现象。春困来袭，我们到底如何应对呢？

首先，要积极参加锻炼和户外活动，促进或改善机体血液循环，使淤积在体内的物质循行、阳气生发。因为"春困"不能单纯依靠多睡觉来解决，过度睡眠反而会使大脑皮层处于抑制状态，越睡越困。

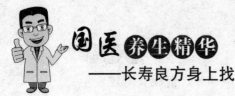

其次，饮食调理也很重要，要注意增加蛋白质的摄入，如适当增加鱼类、鸡蛋、牛奶、豆制品、猪肝、鸡肉、花生等食物，也要增加维生素的摄入。同时要注意，一日三餐不要吃得太饱，最好少食多餐，过饱容易让人犯困。

春困吃什么？现在来看看有哪些食物能帮助人们缓解春困。

1. 红薯

春季常吃红薯能防止"春困"。日常饮食中米面、肉类、蛋类的摄入过多会导致人体的体液偏酸性，人就容易犯困。因此，吃些碱性食物就能缓解"春困"。红薯就是碱性的，能中和酸性，保证人体健康。此外，红薯还可以维护动脉管壁的弹性、防止心血管脂肪沉积。它含有的纤维素还可以预防和缓解便秘。

2. 香椿

香椿含有丰富的植物蛋白质，甘氨酸、谷氨酸的含量居蔬菜之冠，有助于提高神经系统兴奋性，增强人体应激能力。常吃香椿可消除春困、排散毒素、提升精力。

3. 麦片

研究发现，纤维能使消化的速度放慢，持续不断地向血管供应碳水化合物，使人体源源不断地获得能量。燕麦片是一种富含纤维的食物，能量释放缓慢而又均衡，可使人体血糖水平一直维持在较高水平，因而不会很快感到饥饿且精神饱满。

4. 柠檬

柠檬中含有的丰富枸橼酸，具有缓解疲劳的效果，因为枸橼酸能够在体内作为能量的一种支持人体活动。当人的机体感到疲劳时、大量出汗过后或口渴时，饮用一杯柠檬汁有良好的缓解作用。

5. 豆类

人的健康不能少了铁质，如果人体内缺乏铁质，就会导致贫血，使人感到头晕，乏力。虽然猪肝和瘦肉是铁质的最佳来源，但经常吃一些赤豆、黑豆或黄豆，也能起到补充铁质的作用，并能有效改善疲惫、无力的状况。

6. 菜花

菜花是良好的 B 族维生素"聚居地"，其中维生素 B_1 有助于改善精神状况，精神经常处于紧张状态的人尤其需要它；维生素 B_2 与 B_6 一起还有助于缓解疲劳及提神醒脑，维生素 B_6 在蛋白质的代谢过程中起调控作用，它有助于能量的产生，让人感觉精力充沛，被称为提神营养素。

7. 橘子

吃橘子能解疲倦。因为橘子含有丰富的钾，能为人体补钾，而且橘子是酸的，既能提神，又可以开胃。橘子皮里还含有黄酮、新陈皮甙、柑橘黄甙、橙皮黄素等成分，具有抗缺氧、抗疲劳的效果。所以用橘子皮泡水饮，也能起到很好的效果。

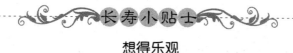

长寿小贴士

想得乐观

有些人老是胡思乱想，不满和抱怨也相对较多，满满的负能量，这会对身体产生负面影响，会造成失眠、焦虑、抑郁，更有甚者选择自杀。研究报告显示，性格乐观的人平均寿命要比悲观的人平均寿命长。乐观的人在工作、学习、体育、健康和长寿方面，都显示出容易成功的倾向。

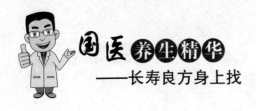
清凉夏日，重在"护心"

　　谢昌仁，生于中医世家，享寿89岁，被人们称为医家"不老松"。据说，他在80多岁时，依然耳聪目明，牙齿齐全，背不驼，腰不弯，步履矫健，坚持每天给人看病，著书立说，"饮食有节，百病不生，起居有常，不妄作劳，流水不腐，户枢不蠹"。他一直强调"精神内守"——一个人如果能够注意精神上的保养，并保持心情舒畅，这比其他什么都好。

　　祖国医学认为，"冬储夏耗"，夏天是消耗的季节。中医主四季养生，五脏对应五时，即"春养肝，夏养心，秋养肺，冬养肾，四季养脾胃"。所以夏季养生重在养心，要用"心"来"安神定志"。夏季养心，既要护心阳，也要护心阴。

　　1. 护心阳

　　中医理论认为，夏季气候炎热，五行属火，与人体五脏中的心相对应，也就是说夏季心阳最旺盛，有利于人体心脏的生理活动。故人们在春夏之交要顺应天气的变化，注意护心阴。

　　（1）少食油腻，避免冷饮。天气日渐热，很多人会吃些冷饮来消暑，但中医认为"春夏养阳"，过食冷饮会损伤体内阳气。尤其是

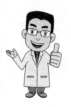

从冰箱中刚取出的水果和饮料温度很低，不宜立即食用，以免肠胃受低温刺激出现生理功能失调，引起腹痛、恶心、呕吐、头晕、腹泻等不适症状。胃肠功能较弱的儿童和老年人以及有慢性胃炎、消化不良病史的人更要注意。日常饮食上注意不要食用太多油腻的东西致使在体内形成垃圾阻滞心阳的正常运行。

（2）居室温度，不宜过低。由于人们每天多次出入冷气环境，这样人体多次经受冷适应的条件反射，促使肾上腺素的大量分泌，无形中给心脏增加了负担。所以，室内外温差不宜太大，室温以不低于25℃为宜。入睡时，最好关上冷气机；冷气房里门窗不要长期关闭，要常使室内空气与外界空气流通。当在室内感觉有凉意时，一定要站起来适当活动四肢和躯体，以加速血液循环。

（3）睡眠充足，注意休息。充足的睡眠有利于心神的宁静，午睡是夏季养生保健的重要方法，既能补偿夜间睡眠的不足，又能顺应人体生理特点的养护需要，还可有效预防冠心病等心脏疾病的发生。午睡时间不宜过长，一般以30～60分钟为宜。并注意睡眠姿势，可平卧或侧卧，并在腹部盖上毛巾被，以免受寒。

（4）调养心神，愉悦心情。夏属火，与心相应，赤日为炎，令人心烦，烦则更热，所以夏季要重视心神的调养，注意保持一个愉悦的心情，面对生活、工作压力要心平气和，切忌大悲大喜，以免以热助热，心静人自凉，有助于达到养心的目的。

2. 护心阴

温热的天气使人体阳气活动旺盛，阴津易随汗液外泄而耗伤，在护心阳的同时也应注意养护阴津。

（1）多吃水果，养阴解暑。夏季腠理发泄，出汗较多，饮食宜

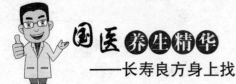

适当食酸味及咸凉食品。酸味可起到收敛作用，防止出汗过多；咸性寒凉，可起到清火散热的作用，同时补充出汗过多丢失的盐分，以防过汗伤心阳。赤小豆、桃、李、绿豆汤、酸梅汤等都可养阴清热解暑。此外，夏季补水宜多吃果蔬，如苦瓜、冬瓜、西瓜，这些果蔬含水量多且有去火消暑的功效。相反，荔枝、芒果、火龙果、菠萝这些偏热性的水果易上火，不宜多吃。

（2）饮食清淡，保护胃肠。夏季阳热盛于外，阴气潜于内，正如自然界地下井水夏凉冬温，人体胃肠功能也因炎热而下降，肾气不足。人与自然界均为外热内寒之象，故夏季饮食不可过寒贪凉。过食冷饮，则易伤脾胃，令人吐泻，胃肠功能较弱者不宜过食肥甘之味，以食清淡易消化食品为宜；脾胃虚寒的人应注意少食如西瓜、梨、猕猴桃、柚子等性凉水果，以免造成脾胃损伤；过敏体质者慎吃芒果、菠萝等；胃酸多、易腹泻的人少吃香蕉；而苹果、桃、葡萄、哈密瓜、桑葚、西瓜等水果含糖量高，故糖尿病患者慎食。

除此之外，日常茶饮宜选择辛凉散表热的菊花、桑叶、竹叶、荷叶等以助解毒散热，避免饮用苦寒性的金银花、黄连、莲子心等伤心阳的茶饮。

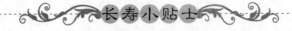

长寿小贴士

画出族谱图，掌握家族病史

对家族成员的健康史有清晰的了解，可以预测自己未来的健康状况，因为多种疾病都与遗传有关，特别是心脏病和癌症。

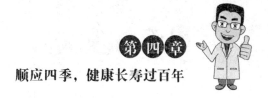

夏季清爽，从"头"开始

曹慈山，是乾隆年间一位颇负盛名的文苑俊秀，也是一位造诣很深的养生学家，享寿90多岁。鉴于身体虚弱，他便长期潜心于摄生研究，精于颐养之道，故能获享高寿。他认为，一个人只要对养生重视，珍惜生命，将养得法，调理有术，即可健康长寿。曹老在75岁时，总结自己的养生经验，撰写了《老老恒言》，根据自己的切身体验，从老年人的心理、生理特点出发，涉及日常的衣食住行各个方面，广泛而深入地讲述老年的养生之法。既是曹慈山攻读历代养生文献所获心得体会的综述，又是防病健身和颐养天年的经验总结。可见，曹老是一位非常重视老人养生并且善于调养老人的学者。他把老有所学、老有所为作为老人养生的一项重要内容。

中医认为，头为一身之主宰，诸阳所会，百脉相通。头部五官的养生关系到整个身体的健康。注意生活中的几个小细节，就能让身体更健康。

1. 梳头

人到老年，阳气日趋衰弱，尤其是头部，和外界环境接触最多，

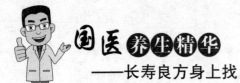

因而不少疾病都是从"头"发生的。建议老年人经常梳发，有益于促进头部血液循环，增加头发的营养，对防治白发、脱发、斑秃均有一定效果。梳发还是治疗失眠、眩晕、心悸、中风后遗症的辅助手段。

2. 眨眼

闭目可以养神，眨眼更能养生，经常眨眼可减少眼球暴露于空气中的时间，避免泪液蒸发。

3. 捏耳垂

中医认为，耳与脏腑、经络、腺体的关系密切。经常按摩双耳，拉引刺激，可促进血液、淋巴循环和组织间的代谢，调理脏腑机能。

4. 搓鼻子

肺气通于鼻，给鼻子按摩，能够使鼻腔的血流通畅，可以促进局部气血通畅，具有润肺的功效，还能够使我们的肺脏免受空气的刺激，预防咳嗽。经常按摩能预防感冒。增强身体的免疫功能。

5. 伸舌头

舌神经是从大脑出发，与舌头相连接，经常运动舌头，可加强内脏各部位的功能，有助于食物的消化吸收，强身健体。

除此之外，因为老年人皮脂分泌相对减少，如果洗头过勤，用洗发液过多，就会洗去一层薄薄的皮脂，使头发失去滋润而干燥、脱屑、发生瘙痒。对老年人来说，平时一星期洗一次头就可以了，也不宜用碱性过多的肥皂。

面部——经常用双手擦面，可促进血液循环，增加机体的抵抗力。最好每天早中晚各以双手擦面一次，这样持之以恒，可以减少面部的皱纹。

鼻部——每天用双手大拇指按摩鼻翼两次，每次50下左右，坚持不懈，可防感冒。即使发生感冒，也可减轻鼻塞等症状。

口腔——老年人消化功能弱，所以要重视保护牙齿，每天早晚各刷牙一次，每天上下叩齿15次左右，还有如传统的用舌舔腭吞咽津液等法，可适当采用。这对促进食欲、增强消化功能可起到一定作用。

耳部——每天用左手绕过头顶，握住右耳提拉14下，然后用右手以同样方法提拉左耳14下，早晚各一次。闲坐时则可以手按摩耳轮，用食指和拇指贴耳廓内、外层，相对揉捏，久之可补肾气，保持听力。

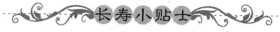

每天早上单腿轮换站立

这听起来有些奇怪，但每天早上穿衣服的时候单腿轮换站立会迫使身体保持平衡，增强支撑脊柱的核心肌肉群（后背、骨盆和腹部）力量。理疗医师认为，对于保持身体活跃、预防跌倒和上了年纪后避免骨折来说，这个简单的动作具有显著的长期功效。

夏季养生，以安神为主

程思远，我国政治活动家。罗马大学研究生毕业，政

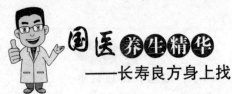

治学博士，享寿97岁。保持有节制的有规律的生活，早睡早起，不暴食暴饮，不喝烈酒，这是程老的养生之道之一。他平时爱吃肉和虾，其次爱吃奶酪和银耳，而素食和蔬菜吃得相对少一些，虽然这种饮食习惯不够合理，但他却用"少吃多动"加以弥补。此外，游泳是程思远最喜欢的运动之一，他最喜欢蛙泳，因为蛙泳在头入水时的一吐一纳，正好锻炼了心肺功能，可以防止得心肺方面的疾病。"动静结合"又是程思远的养生之道。每天除了在院中慢跑外，他还呆在家中看报刊，他特别爱看《二十四史》《资治通鉴》等史书。他认为，史书如镜鉴，使人明智。乐观而幽默更是程思远的健身法宝。

夏季是天地万物生长、葱郁茂盛的时期。大自然阳光充沛，热力充足，万物都借助这一自然趋势加速生长发育。尤其是长夏（农历6月，阳历7～8月间），是脾气最旺盛、消化吸收力最强之时，但是由于夏季天气炎热，很多人都吃不下、喝不下。所以，夏季饮食是一门大学问，最重要的是要懂得如何调理。

1. 多吃苦味食物

大家都不喜欢苦味食物，但苦味食物中所含的生物碱因具有消暑清热、促进血液循环、舒张血管等作用，是夏季天然养生品。最平常的苦味食物有苦瓜、苦菜，另外啤酒、茶水、咖啡、可可等苦味饮料也属于苦味食物范畴。三伏天吃苦味食物，不但能清除人内心的烦恼、提神醒脑，而且可以增进食欲、健脾利胃。

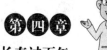

2. 保持正常饮食

很多人都将夏季当作减肥季，每天吃水果来敷衍肚子，其实这对身体健康及其不利。因为夏天天气热，人体出汗比较多，体内不仅容易缺水，盐分丢失得也快，若不及时补充体内盐分，会降低人体免疫力。夏季要养成多喝水的习惯，但这还不够，最好保证三餐饮食正常。鉴于夏季饮食卫生，建议大家在家做饭，备些常用的含碘精盐。橱柜里必不可少的还有食用油，建议使用采用"当季花生"压榨的花生油，炒菜清香，油烟也少。

3. 多吃解暑药粥

夏季三餐要注意调理，若是吃腻了米饭，可以偶尔喝些解暑药粥来调节一下。绿豆粥、扁豆粥、荷叶粥、薄荷粥等"解暑药粥"，都很适合夏季养生，而且制作也很简单。一般的解暑药粥都比较清淡，与冬季大补的煲粥不一样，口感适宜炎炎夏日，还有很明显的清热降暑的作用。

4. 科学补充维生素

进入夏季，很多人饮食"水果化"，用水果来代替三餐，他们认为水果不仅能填饱肚子，还可以补充维生素。其实，补充维生素不能局限在水果上，黄瓜、番茄、豆浆及其制品、动物肝肾、虾皮等都富含维生素和钙。在平常的饮食中注意多吃这些食物，就能补充人体新陈代谢所需的维生素，所以切记不能用水果代替三餐饮食。

5. 吃些食用菌

目前，中国已知的食用菌有几百种，选择多样。食用菌一般被我们称为蘑菇，它味甘，和苦味食物一样具有清热解毒功效，外加

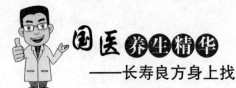
口感好，因此受到爱美女性的欢迎。比较普遍的菜品有香菇炖鸡、蘑菇肉片等，制作较简单，是夏季很好的养生家常菜。

6. 养心安神之品不可少

夏天的养心安神食品主要有茯苓、麦冬、小枣、莲子、竹叶、柏子仁等。

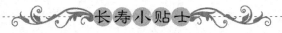

长寿小贴士

多吃全谷类食物

根据2011年《内科学档案》中的一项研究建议，增加全谷类食物的摄入量能延长寿命。研究者认为，从全谷类食物中摄取纤维可能会减少心血管疾病、感染以及呼吸道疾病的死亡风险。用全麦面包代替白面包，用燕麦代替精致麦片，用糙米代替白米，可以轻松获取更多的纤维。

夏日炎炎，防"火"不马虎

寿星养生档案

曾世英、曾世荣，97岁时被称为世界上集科学、长寿于一体的长寿孪生兄弟。他们的长寿秘诀有三：一是对事业的执着追求。兄弟二人好像生来就爱学习、工作，少说闲话。弟弟曾世荣在"文革"中被批斗后，继续看他的书；从关押处走出来，拖着伤残的身躯继续跑图书馆查资料。

二是生活简朴，清心寡欲。兄弟二人一生都不为生活琐事分心。哥哥曾世英倡导两个简单，他说："生活简单，只求温饱，别无他求；脑子简单，只想工作，不问闲事。"兄弟二人，每天粗茶淡饭，从不暴食暴饮。即使赴宴机会再多，他俩总是少吃，绝不过量。三是作息时间有规律。兄弟二人的睡眠、起床、活动身体、就餐、工作、午休等，都是按部就班，从不手忙脚乱，随意变动。他们各自的夫人都说，兄弟二人的作息时间，就像钟表一样准时，有规律。有时孙子们绕膝，享受天伦之乐，一旦时辰到了，他便把晚辈们赶出书房，迅速进入工作状态。

炎热的夏天，老年人如果不注意养生，体内的平衡就很容易受到影响，出现口苦、目赤、头晕，而且很容易"上火"，所以要特别注意防"火"。一方面要防"外火"，即自然界高热的气温。预防的措施是尽量避免烈日的直接照射，外出或工作时戴好遮阳帽；同时要保持室内环境安静卫生，注意通风降温，以防外火内侵。另一方面要防"内火"，即是人体阴阳失衡而出现的内热症，主要有以下四种：

1. 心火

心火分虚实，虚火主要表现有低热、盗汗、心悸、心烦、失眠、健忘、口干、舌尖红，有虚火的人可常喝点莲子大米粥，或用生地、麦冬等泡茶喝；实火主要表现为反复口腔溃疡、口干、小便短赤、心烦易怒、舌尖红，有实火者可用导赤散或牛黄清胃丸降火。

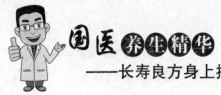

2. 脏火

干咳无痰或痰少而黏，有时痰中少量血，潮热盗汗、手足心热、失眠、两颧红、口干舌燥、声音嘶哑、舌红嫩。有脏火者可用红枣、大米适量煮粥吃，或用沙参、麦冬泡茶喝。

3. 胃火

胃火也分虚实。实火表现为多食善饥、上腹不适、口苦口干、大便干硬。胃有实火可用栀子、淡竹叶泡茶喝；虚火表现为轻微咳、饮食量少、便秘、腹胀、舌红少苔，可吃些有滋阴作用的梨汁、甘蔗汁、蜂蜜等。

4. 肝火

常表现为血压高、头痛剧烈、头晕、耳鸣、眼干、口苦口臭、易怒、两肋胀痛、烦躁、舌边红，可服龙胆泻肝汤或丸。

凡有"内火"者，除给予药物治疗外，应多饮水，以清热降火来调节体温，多吃水果抗炎消暑；保持心情舒畅，不急不躁，抑怒熄火，以达到"心静自然凉"的效果，防止"内火"自生。

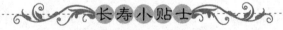

长寿小贴士

选择低脂或脱脂的奶制品

其实有害的饱和脂肪酸不单隐藏在黄油和肥肉里。注册营养师 Daren Ansel 曾指出："在 2009 年《营养杂志》的一项研究中，研究者检查了三十一万名美国人的饮食后发现，在 10 年的研究期间，那些吃瘦肉、低脂奶制品，以及很少吃固体脂肪的人们，他们的死亡率比其他人低 20%。"所以，建议大家还是选择脱脂牛奶或 1% 的低脂牛奶来代替全脂或 2% 的低脂牛奶，还要有节制地吃奶酪，尽量选择低脂或脱脂的种类。

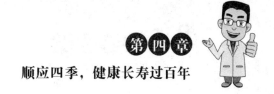
金秋十月，预防疾病很关键

寿星养生 档案

　　谢添，我国著名演员、导演，享寿89岁。谢老总结了自己的养生之道：心宽、营养、运动。心宽最重要，凡事想得开，情绪低落最容易导致心功能紊乱。说到营养，谢老认为，讲究营养并不等于整天大鱼大肉，而应该合理安排膳食，粗粮细粮搭配，蔬菜水果搭配，不要偏食，不要大吃大喝。可以定期检查营养状况，征求医生意见。因为生命在于运动，所以谢老采取见缝插针的方法，工作再忙，也不放弃运动。他原地做无实物的杠铃运动，自编太极拳，夜晚爬格子劳累了，随音乐跳迪斯科舞，大汗淋漓后，等汗退了再冲一个热水澡。谢老的业余爱好非常广泛，比如打球、游泳、书法、绘画、音乐、戏曲、杂技样样都爱，而且颇有研究。谢老在82岁时依然精神矍铄，腰板硬朗，工作起来与青年人一样。就身体素质而言，他说自己与四五十岁的人一样。

　　人们常说，"多事之秋"。秋季早晚气温较低，如果不做好预防，便可以给病菌可乘之机。那么，秋季到底会多哪些事呢？秋季应该做好哪些疾病的预防呢？

1. 急性胃肠炎

入秋后的秋季养生，还需要特别注意预防急性肠胃炎，进入秋季后，人体的消化功能逐渐下降，肠道的抗病能力也开始减弱。而这个季节正是各种瓜果上市的时候，如果大量进食一些生冷蔬果，就很有可能会发生腹泻、下痢、便溏等急慢性胃肠道疾病。

所以，在日常生活中，饮食不仅要有规律，还应该定时定量，切忌暴饮暴食。另外需要注意的是，吃饭时一定要细嚼慢咽，应尽量少吃刺激性食物，不能饮酒和吸烟，还要保持精神愉快。过度的精神刺激，如长期紧张、恐惧、悲伤、忧郁等都会引起大脑皮层的功能失调，促进迷走神经功能紊乱，导致胃壁血管痉挛性收缩，进而诱发胃炎、胃溃疡。

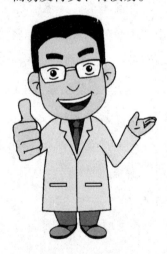

2. 口腔溃疡

干燥的秋季让人们很容易上火，而口腔溃疡就是上火最直接的表现。而导致口腔上火的原因，除了干燥的气候外，口腔损伤、营养缺乏、激素变化等因素都会直接导致口腔溃疡的出现。平常还应注意保持口腔清洁，常用淡盐水漱口，戒除烟酒，生活起居有规律，保证充足的睡眠。饮食清淡，多吃蔬菜水果，少吃辛辣、厚味的刺激性食品，保持大便通畅。

此外，口腔溃疡在很大程度上与个人身体素质有关，因此口腔溃疡也被认为是身体变弱的信号，所以患者要加强身体锻炼，改善体质。出现口腔溃疡时，患者若同时感到身体疲乏，就应检查自己平时的营养是否均衡，休息是否足够，并适量补充各种维生素和矿物质。

3. 感冒

秋季天气变幻无常，忽冷忽热的气候特点会让人体的免疫系统很难及时调整，因此在这样一个多变的季节里，感冒总是在人们身边打转。要想有效预防秋季感冒，除了要注意及时增减衣物之外，在日常的生活中还需要多注意运动，以此来提高自身的免疫力。

如果是已经患有感冒的患者，在这个时候应该尽量地多喝水、多休息，在饮食方面则需要吃一些清淡口味的食物。在平日里，还可以多吃一些含有维生素 C 的食物，不仅可以提高自身抵抗力，还可以帮助你尽快恢复病情。感冒症状不严重的话，可以可选择中药连翘、金银花、大青叶、板蓝根等药物，在医生指导下服用。

所以，在平时一定要多注意休息，还要注意及时清洁口腔，多吃蔬菜和水果，避免辛辣食物的刺激，控制情绪，疏导身体内郁积的火气，还可以补充维生素 B 和维生素 C。

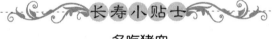

长寿小贴士

多吃猪血

首先，猪血的优质蛋白质含量与猪肉相当，但却没有肉类含有大量脂肪的弊端，特别是猪血的质地松软，便于咀嚼，易于消化。其次，我国 60 岁以上老人的贫血发生率很高，最近调查的结果是 21.5%。猪血中的铁是血红素铁，不仅含量高过任何一种食物，而且极易被人体吸收。所以，老人若每天吃 20 克猪血，基本上就可补足对铁的需要量，能避免和纠正贫血。

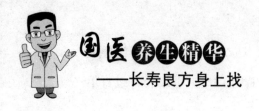
秋季养生，重在养好肺气

寿星养生档案

　　唐韵超，享寿104岁。唐老一生经历过许多坎坷和挫折，他曾感慨说："如果长期处在怅惘、悲观和愤懑的心态中，那还会有我今天的健康和长寿吗？"唐老从小就养成了爱劳动的好习惯，自己能做的事情从不依赖别人。晚年，唐老爱好养花种菜。同时，把练习书法当作延年益寿的气功长年坚持下来。每天早晚，唐老还做自己编的老年健身操，每次做一个小时。在饮食上，唐老注重主食粗细合理搭配，吃素吃荤顺乎自然，早餐爱喝小米地瓜粥，午餐多是大米饭或带馅的食品，晚餐吃玉米面和小米面二合一的小窝头。晚年读书是唐老的一大爱好。他说："经常读书可促进大脑细胞的代谢，增强思维能力，消除孤独情绪，增智健脑，愉悦晚年，延缓人的衰老。"

很多人都很注重在秋季养生，正是因为秋季空气比较新鲜，而且有很多适合人们的饮食方。秋季养生最主要就是养肺，因为肺是人们呼吸新鲜空气的主要部位，所以一定要保护好自己的肺。

《黄帝内经》中曾说"肺主毛皮"，而肺在四季中对应的节气是秋季。所以，秋季保养好肺气，顺应冬季收藏的需要，遵循生命发

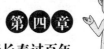
展的自然规律，就能与万物一样，在生、长、收、藏的生命过程中运动发展，生命才能有勃勃的生机和活力。

1. 舒缓安宁，戒虑消愁

秋天这三个月，舒缓而平和，大自然的景象因万物的成熟而平定收敛，此时天高气爽，地气也清肃。秋季润肺，肺又主悲，所以不要因看到秋天瑟瑟肃杀的景色而悲伤，要保持情志舒缓和安宁。多去想一些愉悦的事情，过滤掉和淡化那些烦恼忧愁，经常欣赏欣赏书画，听听优美的曲子，会使情志和身体得到很好的放松和陶醉。

2. 早睡早起，吐故纳新

中医讲"熬夜伤阴"，熬夜会导致第二天血热血燥、脾气暴躁，所以秋天要早睡早起，不要使精神躁动。可以经常去野外呼吸纯净的空气，吐故纳新。反之，如果违背了秋天收敛之气，就会伤及肺脏，致使供给冬天的冬藏条件不足，导致冬天身体虚弱和肾虚等健康问题。

3. 适体而动，心血平和

秋天尽量不去做爆发性的运动，过于爆发性的活动会使心血躁动，不利于养生。男性可以做太极、八段锦；女性可以做瑜珈和健美操。

4. 清淡忌油，润肺去燥

秋季要以清洁清淡鲜嫩为主。多吃润肺去燥的食物（肺脏喜欢的食物：莲子、百合、藕、黑木耳、白木耳等；肺脏讨厌的食物：油炸食物，燥热食物如烤羊腿、各种小炒肉等）。

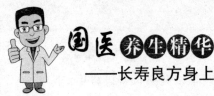

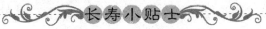

长寿小贴士

多喝水，保持足量的饮水

人体内的所有细胞都需要水分，水是构成人体的主要成分。生命离不开水，在人体新陈代谢中，水与空气缺一不可。人类不吃食物还可能生存几星期；三天不喝水则可能死亡，足见水对人类的重要性。你喝什么水？怎样喝水？喝多少水？这些看似微不足道的问题，却是健康人生的关键。

"多事之秋"宜养生

寿星养生 档案

朱屺瞻，享寿105岁。他的一生以丹青为伴，书画创作丰富了他的情趣，陶冶了他的性情。朱老生前曾有过这样的体会："作画前先要站在案前构思，此时凝神注目，气沉丹田，算得上是静功；作画时重心下沉，稳如泰山；提起笔来，肩、肘、腕、指的运转之气来自丹田，就像打太极拳似的，必须依靠内力的发挥，这便是动功了。"他还常说："我的养生术就是心安理得地做人，过日子。"可见，寡欲淡泊才能获得生命的平衡。

俗话说，"一夏无病三分虚"。炎夏，人体出汗多，消耗大，或多或少都有体虚的表现。秋天是万物成熟收获季，也是人体阳消阴长的过渡期。因此，秋季养生，应注意以补充夏季的虚损为根本。

1. 入秋后换些吃法更健康

第一，多吃深色蔬菜，尤其是绿叶菜和橙黄色蔬菜。在夏天，为了祛暑降温，人们所吃的果蔬一般以瓜类为主，然而这类果蔬中的胡萝卜素（它在人体内能转化为维生素 A）含量较低，容易导致人体内的维生素 A 储备较少。维生素 A 缺乏表现为表皮干燥，毛囊突起，皮肤粗糙，眼睛发干。橙黄色蔬菜和绿叶菜中富含胡萝卜素，比如胡萝卜、菠菜、芥蓝、西兰花、小白菜等，秋季应多吃。

第二，常吃有助养胃的食物，比如南瓜、小米等。秋季是消化道疾病的高发期，频繁吃肥甘厚味之物会让脆弱的肠胃"雪上加霜"，此时应该吃一些有助于养胃的食物，比如南瓜、小米、圆白菜、姜、木瓜等。另外，酸奶、豆豉等发酵食物营养丰富、易于消化，也适合秋天食用。

第三，用薯类来代替部分精白米面。秋季是薯类出产的旺季，常吃一些山药、芋头、土豆、红薯等，用来替代精白米面，是非常好的选择。一方面，薯类食物中富含 B 族维生素和钾、镁等矿物质，膳食纤维也丰富，有助于人们获取更多的营养。另一方面，它们作为主食食用有利于预防高血压等慢性病。

第四，每天吃一小把坚果。秋季正是食用花生、核桃、榛子、杏仁等坚果的好时候。常吃坚果有助心脏健康，并且坚果还能提供维生素 E 和多种微量元素。

2. 户外运动防秋乏

话说"春困秋乏"。秋季来临，很多人表现出的倦怠、乏力、精神不振等，是人体的一种正常反应。防秋乏的最好小法，就是适当地进行体育锻炼，同时保证充足睡眠。最好的状态是，运动到背部微微出汗，或自己感觉疲劳便可止住。进行户外锻炼，到空气好的户外呼吸吐纳，可以增强肺系功能及抗病能力，不仅能有效抵御燥邪的侵袭，对冬天多发的呼吸系统疾病也有良好的预防作用。

3. 热敷脑后驱风寒

夏秋换季，早晚温差大，很多人因此受凉感冒了，此时不妨热敷脑后的"风池穴"，能起到驱寒健脑的作用。"风池穴"位于脑后枕骨之下的凹陷处，可将热水袋装进布套或用毛巾裹好，放在该部位；也可把盐或米炒热后装入布袋，代替热水袋热敷。注意热敷不能太烫，以免烫伤。

秋天一到，很多人心情也跟着忧郁、烦躁了起来。中医认为，肺与秋相对应，如果秋天肺内气血运行受干扰，就容易引发"悲秋"的心态。此时，可多按位于虎口的"合谷穴"，帮助肺脏排毒。肺气运转正常，心情自然就会开朗乐观。

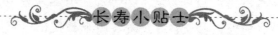

长寿小贴士

一日三餐按时吃，要吃得正确

一日三餐是每个人都离不开的，怎么吃养生才最重要。大家一定要养成好的饮食习惯，饮食要多样化，不可以挑食偏食，这样才能让营养均衡。吃饭一定是要：早上吃好，中午吃饱，晚上吃少。现在的年轻人刚好相反了，早上马虎，中午对付，晚上大吃大喝，这就是百病之根呢，年轻人的胃病高发，大部分都是与三餐不按时吃有关，而早饭是最重要的，吃好了相当于吃补药。

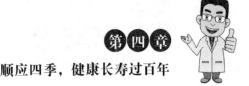

冬季养生，打好"保胃战"

寿星养生 档案

　　冷谦，明代最为长寿的人，享寿150岁。他的五个养生导引法因可强身健体而流传至今：一是揉肾俞法；二是摩目揉耳法；三是闭目擦涌泉；四是吸气开弓法；五是平卧吐纳法。此外，他在调摄、养生、四季起居等方面，均有十分独到的见解，其所著《修龄要旨》提出的"长生——十六字诀"流传至今，主要总结为：发宜常梳、面宜多擦、目宜常运、耳宜常弹、舌宜舔腭、齿宜常叩、津（唾液）宜常咽、浊气常呵、背宜常暖、胸宜常护、腹宜常摩、谷道宜常提、肢体宜常摇、足心宜常擦、皮肤宜常干浴、大小便宜闭口等。若能坚持实施，定能强身健体、预防早衰、防病祛病、延年益寿。

　　冬季天气寒冷，人体受到寒冷刺激后，会导致胃酸分泌大量增加，同时胃肠道发生痉挛性收缩，致使机体抵抗力降低，加上不少人在冬季嗜食辛辣食物，这些都会导致胃病新发或原有胃病复发。因此，在这个寒冷的季节，我们一定要时刻注意自己的胃肠，做好保护工作，打一场胜利的"保胃战"。

　　（1）人们在日常生活中，要讲究心理卫生，保持精神愉快和情

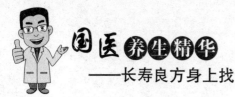
绪稳定，避免紧张、焦虑、恼怒等不良情绪的刺激。

（2）有规律的生活，对于胃肠道健康是至关重要的。应注意劳逸结合，防止因过度疲劳而殃及胃肠道的健康。

（3）饮食规律，合理选择饮食种类。入睡前两三个小时最好不要吃东西。

（4）适度运动，可以使人心情愉悦，增强体质，提高机体抗病能力以及对气候变化的适应能力，同时也有利于改善胃肠的血液循环，促进胃肠道的蠕动和分泌，从而使人身心健康。

（5）戒烟限酒。吸烟能使胃部血管收缩，影响胃壁细胞的血液供应，使胃黏膜抵抗力降低而诱发胃病。

（6）胃部保暖。胃部受凉后会使胃的功能受损。因此，冬季来临，要随气候的变化，适时增添衣服，晚上睡觉盖好被子，注意腹部的保暖。

俗话说，胃病要"三分治七分养"，七分养应该在三分治的基础上进行，而治的前提是首先要发现胃病，如果出现嗳气、反酸、胃痛等症状，应尽快去医院检查，以便及时发现胃部器质性疾病，将胃病消灭在萌芽之中。

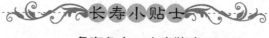

长寿小贴士

多吃鱼肉，少吃猪肉

长寿吃什么好呢？不妨多吃鱼肉。鱼肉含有的欧米伽-3脂肪酸，可以帮助人体控制胆固醇水平，并能预防心律失常，是人类的贴"心"卫士。鱼是优质蛋白质的良好来源，鱼肉肌纤维很短，水分含量较高，肉质细嫩，比畜禽肉更易吸收，每天吃1～2克对身体健康更有利。

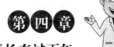

冬季养生，亦有绝招

　　高濂，明万历年间的名士、戏曲家、养生家及书籍收藏家，享寿93岁。高老撰写的《遵生八笺》是一部养生宝典，有清修妙论笺，四时调摄笺，起居安乐笺，延年却病笺，饮撰服食笺，燕闲清赏笺，灵秘丹药笺，尘外通举笺。此外，高老还在书中对心神调养、四时调摄、起居安乐、饮馔服食及药物保健等方面做了详细论述，极大丰富了调养五脏学说。他在《三知论》中提出了"养生有方，首先节欲"的观点，"处色莫贪欢""倚翠偎红，溺快衾裯，是人的本能乐趣。但是性与命相守，神与气相依。如果沉溺其中，必然影响身心和谐，伤及阴阳气血"。

　　冬季养生该怎么做？时下正值寒冷的冬季，寒气凝滞收引，易导致人体气机、血运不畅，而使许多旧病复发或加重，所以御寒保暖成了首要任务。中医认为，冬季是匿藏精气的时节。冬季养生的重要原则是"养肾防寒"。肾是人体生命的原动力，肾气旺，生命力强，机体才能适应严冬的变化。而保证肾气旺的关键就是防止严寒气候的侵袭。下面中医教你10大冬季养生绝招，让你强身健体百病不生。

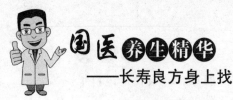

1. 冬季喝粥最养人

冬季养生最为提倡的就是食疗养生。冬季最易肠胃不好，可以选择喝粥调养，冬季在饮食上一定要忌生冷。早起比较适宜喝热粥，晚餐宜节食，以养胃气。粥为第一大补之品，特别是羊肉粥、糯米红枣百合粥、八宝粥、小米牛奶冰糖粥、黑芝麻粥等最为适宜。

2. 早晨宜冷水洗脸

天气冷了，很多人已经开始不习惯早上起床后用冷水洗脸了。要知道，冷水刺激可以改善面部血液循环，增加皮肤弹性。而且在冬季养生保健上，增强机体御寒能力，预防感冒、鼻炎，对神经衰弱的神经性头痛者亦有益。当然，冷水温度不能太低，以略高于10℃为宜。

3. 热水泡脚

冬季睡觉前用热水泡脚，是一种冬季保健养生的好方法。但是在泡脚的时候也要注意方法，正确的泡脚方法应该是泡到小腿肚，泡脚的时间最好是 20～30 分钟。泡脚时一定注意水温不能超过45℃。另外，袜子勤洗勤换，按摩和刺激双脚穴位，以达到养生保健的目的。

4. 冬季要注意防病

寒冷冬季会诱发各种疾病，像心肌梗死、中风，使溃疡病、风湿病、青光眼等症状会明显加剧。所以冬季时节，疾病患者应注意防寒保暖，特别是预防大风降温天气对机体的不良刺激，备好急救药品。

5. 冬季宜早睡晚起

冬季阳气肃杀，夜间尤甚，而且气温较低，睡眠上宜早卧迟起。

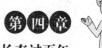

早睡以养阳气、保持身体的温热，晚起以固阴精，阴平阳秘，阴阳调和则机体健康。

6. 宜多做静功

冬三月应该"无泄皮肤，使气亟夺"，泄皮肤是指皮肤的开泄。什么时候皮肤会开泄呢？当然是激烈活动的时候。皮肤开泄了，自然汗出，汗出多了就会耗气伤阳使气亟夺。所以冬天的活动和运动应避免过多地开泄皮肤，而应多做静功，这样才能与冬相应，才有利于养藏。

7. 晨起锻炼不宜过早

很多人都有早起晨练的习惯，哪怕是寒冷的冬季也依然不会间断，冬季晨起锻炼可以提高御寒及抗病能力，预防呼吸道疾病发生。然而，晨起锻炼不宜过早，以免引起呼吸道、心脑血管疾病。

8. 要注意御寒保暖

冬季天气寒冷，特别需要注意去寒就温，预防寒冷侵袭是必要的。但不可暴暖，尤忌厚衣重裘，向火醉酒，烘烤腹背而暴暖大汗。

9. 适量饮水

冬日虽排汗排尿减少，但大脑与身体各器官的细胞仍需水分滋养，以保证正常的新陈代谢。冬季一般每日补水量不应少于2000～3000毫升。

10. 调养情志

冬天易使人身心处于低落状态。改变情绪低落的最佳方法就是适宜的活动，如散步、慢跑、跳舞、滑冰、打球、跳绳、踢毽子等，都是消除冬季烦闷、保养精神的不错的方法。

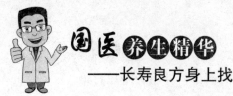

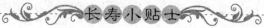

长寿小贴士

确保自己不错过每一项医学筛查

　　医学筛查能够在疾病仍处于可以治疗的阶段及早确诊。无论是涂片检查、血压测试或是乳房 X 光造影检查，都应引起足够的重视。

寒冷冬日，养生六误区

寿星养生 档案

　　董其昌，明代官吏、著名书画家，享寿82岁，可谓养生有术。史载他才溢文敏，通禅理、精鉴藏、工诗文、擅书法、擅绘画。董老在《画禅室随笔》中总结了自己一生的养身之法，即"十戒"："戒浩饮，浩饮伤神；戒贪色，贪色灭神；戒厚味，厚味昏神；戒饱食，饱食闷神；戒多动，多动乱神；戒多言，多言损神；戒多忧，多忧郁神；戒多思，多思扰神；戒久睡，久睡倦神；戒久读，久读苦神"。

　　冬季从立冬开始，经过小雪、大雪、冬至、小寒、大寒、直至立春前一天。"冬者，天地闭藏，水冰地坼。"从自然界万物生长规律来看，冬季是万物闭藏的季节，自然界阴盛阳衰，各物都潜藏阳气，以待来春。冬季之风为北风，其性寒。"寒"是冬季气候变化的主要特点。因此，冬季养生显得更为重要。冬季，有不少有碍健康的生活习惯，常被一些人误认为是正确的。

1. 误区一：戴口罩可以抵抗住寒气

鼻黏膜里有丰富的血管和海绵状血管网，血液循环十分旺盛。当冷空气经鼻腔吸入肺部时，一般已接近体温，人体的耐寒能力应通过锻炼来增强，若依赖戴口罩防冷反而使人体变得娇气，更容易患感冒。

2. 误区二：蒙头睡觉感觉比较暖和

把头蒙在被窝里，感觉上暖和一些，但被窝里的氧气会越来越少，二氧化碳和不洁气体却越积越多，故蒙头大睡的人醒后会感到昏昏沉沉、疲乏无力。

3. 误区三：用热水洗脸会让自己感觉温暖

冬天人的面部在冷空气刺激下，汗腺、毛细血管呈收缩状态。当遇上热水时则迅速扩张，但热量散发后，又恢复低温时的状态。毛细血管这样一张一缩，容易使人的面部产生皱纹。

4. 误区四：饮酒可以御寒

饮酒后有浑身发热的感觉，这是酒精促使人体散发原有热能的结果。酒劲过后，因大批热量散出体外，反而使人浑身起鸡皮疙瘩，导致酒后寒。

5. 误区五：手脚冰冻用火烤

冬天手脚长期暴露在外，血管收缩、血流量减少。此时，如果马上用火烘烤会使血管麻痹、失去收缩力，出现动脉瘀血、毛细血管扩张、渗透性增强，局部性瘀血。轻的形成冻疮，重的造成组织坏死。所以，冷冻的手脚只能轻轻揉擦，使其慢慢恢复正常温度。

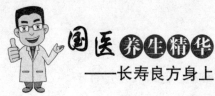
6. 误区六：皮肤瘙痒用手抓

冬天因干燥感到浑身发痒时，切不可用手抓搔，否则易抓破皮肤引起继发感染。防治方法是多饮水、多吃些新鲜蔬菜、水果，少吃酸辣等刺激性强的食物。勤洗澡，勤换内衣。瘙痒严重者，可服用扑尔敏、非那根等药物，也可涂些炉甘石洗剂或涂搽肤轻松软膏治疗。

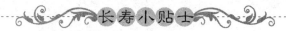

长寿小贴士

低盐饮食，健康吃出来

人体每天摄入盐的量不应超过 6 克，长期食用过多的盐会导致人体生病。科学研究已经证实，人体对流感的易感性与食盐摄入量有关。为了减少感染流感的几率，应低盐饮食，以增强机体对流感的抵抗能力。而高盐饮食是国际上公认的高血压危险因素之一。因此，日常饮食中要减少盐的摄入。

不找仙方找睡方，睡出来的长寿

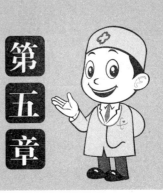

"每天睡得好，八十不见老。"人的一生，有差不多三分之一的时间是在睡梦中度过的，而睡眠又影响着另外三分之二时间的工作和生活。所以，优质的睡眠对每个人来说至关重要。中医有"仙方不如睡方"的说法，且不说睡眠是平衡人体阴阳的重要手段，也不说所谓的美容觉，只说摆脱疲劳，睡眠就是第一良方。只有睡得香、睡得好，才能睡出长寿来。

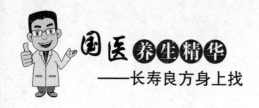
睡眠，是最好的"滋补品"

寿星养生 档案

　　刘雨成，在他107岁时，依然耳不聋，眼不花，身板很硬朗。刘雨成介绍的长寿之道，可以说是科学合理、言之有据的。他认为，"品节相明，德性坚宁，世理通达，心气和平"，是长寿的第一要诀。做人要讲品节、德行，世理不通达，心胸狭窄，不可能长寿。医学家认为，良好的心境可以使人变得年轻，生理年龄小于身体年龄，体内器官功能比同龄人旺盛，细胞的衰老延缓。刘雨成讲的第二条，即要适当干些体力活，偷懒怕动乃老年人之大忌。劳动可以延年益寿，没见过哪一个懒人能够健康长寿。刘雨成的第三句话包含饮食、起居作息和天气变化三个内容。国内外许多医学家都认为，饮食调配得当，营养供给充足，可使体内各种复杂代谢过程得以顺利进行。相反，如果饮食不当，营养失衡或缺乏，则可能使体内细胞组织的某些生化过程中断，器官功能提前衰退和老化。生活起居有常，按照昼夜节律行事，人体内的生物钟顺应大自然，保持规律有序，必然延年益寿。

　　人的一生，大约有1/3的时间是用来睡眠的。如果睡眠出了问题，就会产生一系列生理和心理症状。可见，睡眠是各种休息中最重要的一种方式。睡眠时，大脑基本上处于停止工作的抑制状态，即休息状态，经过睡眠后，可使疲劳的大脑重新恢复正常的功能，从而保证大脑的健康状态。

祖国医学历来重视睡眠科学，认为"睡眠与饮食二者为养生之要务""睡眠者，能食，能长生"。在美国，有两位学者曾对7000人进行了长达5年半的研究，认为有7种原因可影响人的寿命，其中重要的一项就是睡眠。众所周知，人可以7天不进食，只要饮水，就可以维持生命，但如果真正七天七夜不睡觉，便有生命危险。

有人说，睡眠是大自然了不起的恢复剂，这是合乎事实的。因为经过一夜酣睡，多数人醒来时感到精神饱满，体力充沛。在日常生活中，人们常有这样的体会，当你睡眠不足时，第二天就会显得疲惫不堪，无精打采，感到头晕脑涨，工作效率低。但若是经过一次良好的睡眠之后，这些情况就会随之消失。曾有人形象地说，睡眠好比给电池充电，是"储备能量"。经过睡眠可以重新积聚起能量，把一天活动所消耗的能量补充回来，为第二天的活动储备新能量。

科学研究证明，良好的睡眠能消除全身疲劳，使脑神经、内分泌、体内物质代谢、心血管活动、消化功能、呼吸功能等得到休整，促使身体各组织生长发育和自我修补，增强免疫功能，提高对疾病的抵抗力。所以，才有"睡眠是天然的补药"的谚语。因此，充足的睡眠，才是人们健康的关键，是人们最好的"滋补品"。

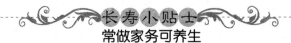

长寿小贴士
常做家务可养生

根据一项有302名年龄七八十岁的老年人参加的研究表明，使用吸尘器、清扫楼梯或擦窗户的时间在1小时以上，便可让一般的人燃烧大约285卡路里热量，同时将死亡的危险降低30%。

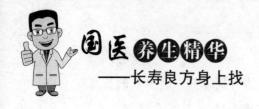
睡姿里隐藏的健康信息

寿星养生档案

　　李诚玉，被人尊称为白玉师姑。她27岁出家，在宫中住了整整82年。她耳聪目明，白发返青，齿坚如贝，腰板挺直，五脏六腑无疾患，血压正常，身体灵活，貌似中年妇女。李老的生命现象，何以如此奇特？许多专家学者经研究认为，她的饮食，多用野菜野果及素食，这是健康长寿原因之一。其二就是坚持不懈地做健身运动。她的主要健身项目有：坐禅（打坐）：两腿置于膝盖上，五心——两手心、两脚心及百会朝上，缓缓运气，使血脉、经络畅通。辟谷：通过练功，气满不思食。但此法与绝食有区别。二连环套：两胳膊肘上各套一副用木圈做成的二连环套，两臂上举，不停运动。练寿杖：备一木棒，重七两，长尺余。一只手握棒一头，在空中旋转360度，另一只手接住另一头，再在空中转360度，如此反复。叩齿：她一边小解，一边叩齿。叩齿后，满嘴唾液，她称之为"金津玉液"。睡功：她每天睡眠5小时，左右侧卧交替，歪头，左右手合十，置于脑侧，能自行调身、调心、调息。

　　睡姿是睡眠过程中的肢体语言，受意识控制极少的下意识动作，所以它所传达的信息很少具有欺骗性，能真实反映人的心理状态。

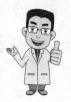

很多人认为，睡觉只要舒服就行了，不用太在意睡姿。其实，人的睡姿主要分为四种，选择睡姿要因人而异。尤其对于患有高血压、心脏病以及胃肝等某些疾病的人更要注意选择正确睡姿，否则不但会影响睡眠质量，还会加重疾病。根据这四种睡姿的优缺点，您可以根据自己的身体状况，选择对应的睡姿。

1. 睡姿的利弊

（1）仰卧。据了解，有60%的人选择仰卧睡姿，这也是医生推荐的最佳大众睡姿。优点：不压迫身体脏腑器官。缺点：容易导致舌根下坠，阻塞呼吸。打鼾和有呼吸道疾病的人不宜选择仰卧。

（2）俯卧。5%的人选择俯卧，趴着睡觉。优点：医生指出，采用这种睡姿的人睡觉时会感到安全，也有助于口腔异物的排出；同时对腰椎有毛病的人有好处。缺点：压迫心脏和肺部，影响呼吸。患有心脏病、高血压、脑血栓的人不宜选择俯卧。

（3）侧卧。医生认为，这种睡姿容易让人在睡觉时翻来覆去，产生不稳定的睡眠。左侧卧，由于人体心脏位于身体左侧，左侧卧会压迫心脏，所以它是一种较不健康的睡姿。优点：轻度压迫使心脏功能受到锻炼，更不易患病。缺点：压迫心脏、胃部，尤其对于患有胃病、急性肝病、胆结石的患者不易采用左侧卧。右侧卧，有25%的人在睡觉时会朝向右侧。优点：不会压迫心脏，睡眠有稳定感。缺点：影响右侧肺部运动，不适合肺气肿的患者。不少人睡眠醒来，觉得头昏眼花，腰酸背痛，疲惫不堪，究其原因，主要是睡姿不当造成的。

2. 健康的姿势

（1）胎儿式。像胎儿在母体中那样蜷缩着，因为在这种姿势时，不仅所有的肌肉都处于放松的状态，大脑也是充沛放松的。这也是

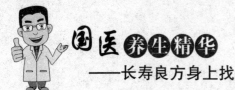

为什么人们疲倦时会尽可能的蹲下。如果能在睡觉中回归，坚持这种初始，其实即是保证大脑在睡眠的状态下得以放松。最佳的睡眠质量就是如婴儿般的睡眠，口含奶嘴毫无杂念，不被世事所烦。放松是摆脱失眠最重要的条件之一。

（2）士兵式。仰卧而睡，四肢伸直。它能使血液循环不受任何干扰，面部肌肉处于最佳松弛状态。这种睡姿不压迫身体脏腑器官，适宜脑动脉硬化的患者、高血压患者。对于男性而言，最好的睡姿就是仰卧，且双腿分开，而俯卧和侧卧，对男性生殖系统都可能有不利影响。若男性较为肥胖、仰睡会打鼾，不妨仰卧，头稍偏向一侧。

（3）自由落体。俯卧睡姿，双手伸到肩上。采用这种睡姿，有益于消化，适合胃肠不好的人，腰椎病患者最好也采取这种睡姿。但这种睡姿会压迫心脏和肺部，影响呼吸，因此，心脏病、高血压、脑血栓患者最好不要选择这种睡姿。

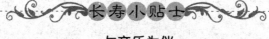

长寿小贴士

与音乐为伴

音乐有养脑之功，这是美国专家一份调查资料披露的。以节奏舒缓、旋律优美的乐曲为佳，如马赫的《G弦上的咏叹调》，享有智力音乐之称。其重要特点是节奏与人的心跳节律相近，人在欣赏过程中，心率、脑电波趋于同步，每分钟60拍的节奏最有利于颐养脑功能。我国的诸多古典乐曲如《二泉映月》等，也有此种效果。

长寿者，都是会睡的人

寿星养生档案

喻育之，享寿104岁。喻老90多岁时，身体健康状况一直良好，经各种医学检查，均未发现明显的疾病，并且神志清醒，记忆力很强。他一生屡经坎坷，能活百余岁，长寿经验何在？按他自己的话说："我之所以长寿，首先在于无愧于心，不损人利己，不假公济私，不取非分之财，于心不愧而自安。"他还常说："达观还需乐观，知命还须安命，知足还须知开朗。"他襟怀坦荡，讲话幽默有趣，从不计较，助人为乐，平易近人，人缘关系良好，这些都是导致他健康长寿的重要因素。喻老年轻时就爱好跑步，中年以后习惯长途散步，有时与子女一道到市郊远足。老年后，喻老每天清晨都去公园打太极拳，晚年因下肢活动不便，每天手臂、腿腰、头颈各做动作120次，以达强壮健身之目的。喻老生活规律，每天进餐定时定量，荤素搭配，喜吃鱼类、牛奶、鸡蛋、蛋糕、巧克力、蜂乳等。他饶有兴趣地讲："喜欢吃的不应多吃，不喜欢吃的不应少吃。"作为一位长寿的知识分子，他思维敏锐，反应也较灵活。

人们常说："每天睡得好，八十不见老。"这话有一定的道理。足够的睡眠，是身体健康的保证。人在睡眠状态时，人体的神经系

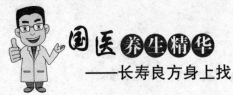

统、消化系统、内分泌系统都能得到很好的休息，从而使白天工作中消耗的体力恢复。

现如今，人们的生活方式丰富多彩，各种夜生活有时一直到凌晨一两点，甚至更晚才睡觉，第二天因为困倦又起不来。长此以往，由于生活规律失调所造成的恶性循环必将严重影响身体健康。

所谓睡眠养生，必须是天天养，才能好好生。在中医来讲，养生更加要注重顺应天时的变化，正所谓"日出而作，日落而息"。如果反其道而行之，最终吃亏的还是自己。研究发现，许多健康长寿的老人都有一个共同的特点，就是享有健康的睡眠。

寿命超过百岁的张学良先生被问到养生之道时回答："我并没有特殊的养生之道，只是我能睡、会睡罢了。"虽然张学良先生并没有故作惊人之语，但却道出了养生的真谛，即要有充足而高质量的睡眠。正所谓"睡眠者，能食，能长生"。睡眠既是补充、储备能量、消除疲劳、恢复体力的重要途径，又是调节各种生理机能，稳定神经系统平衡的重要环节，睡眠充足，可得到新的精神和体力。在极度疲劳时，哪怕只是20分钟的小睡，也能让你像加满油的汽车一样动力十足。

或许，有些老年人认为睡觉不像年轻时那么重要了。其实不然，充足的睡眠对老年人的健康是十分重要的。据有关资料表明，老年人每天至少需要6个小时的睡眠时间。良好的、健康的睡眠有助于延缓衰老。看看我们身边那些鹤发童颜、容光焕发、精神矍铄的老人就是最好的证明。这是因为睡眠时，人体内生长激素的分泌会随之增多，在深睡眠时尤其如此。而生长激素的主要功能是调节和控制人体的生长发育，所以也被称为"衰老激素"。

在深睡眠状态下，生长激素的分泌于凌晨时分达到了日最大值，对延缓衰老有一定作用。所以，让大脑休息 8 ～ 12 个小时，是抗衰老的不二秘诀。另外，充足的睡眠有助于控制糖尿病、高血压之类的老年病。而长期的睡眠不足或睡眠不佳则比较容易患糖尿病等病症，并增加心脏及脑血管病变的机会。再加上老年人的细胞免疫力衰退、抗体制造能力减弱，容易患肺痨、肝炎等传染性疾病。比起锻炼、食疗、服用抗生素等办法来，保证充足的睡眠，显然更加简单且行之有效。由此看来，长寿者都是会睡的人。

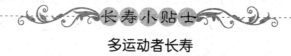

多运动者长寿

科学家通过对长寿老人进行的调查结果表明，长寿老人 80% 是坚持劳动和体育运动的。现代运动心理学的研究也证明了劳动与运动对保持健康和提高器官生理功能的重要性。适当的劳动和运动可以促进新陈代谢过程，延缓衰老。

睡觉，也是一门学问

寿星养生 档案

邓望，享寿 108 岁，是武汉地区百岁老人中寿命最长者之一。邓老从 8 岁开始随父漂泊，过着典型的船民生活，风里来雨里去，长达半个多世纪，历尽沧桑，十分艰苦。邓老长寿的经历，是船民长寿的缩影，很有参考价值：一

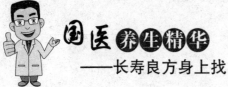

是大江上漂泊，户外生活时间长；二是混合饮食，经常吃鲜鱼；三是早睡早起习惯好；四是性格温和，忠厚善良，待人诚恳，乐于助人。邓老从不为个人得失愁眉苦脸，更不为小事与人争吵，动怒发火，一生过着清心寡欲、安分守己的生活。

人们常说，生活是一门学问。殊不知，睡觉也是一门特别有意思的学问，尤其对患有某些疾病的人来说。睡眠的作用之一是对机体的放松和休息，普通人不必在意睡姿，只要感觉舒适即可，但有以下三种疾病的人，需特别注意睡姿。

第一，腰背痛，避免平躺。现代城市人相对缺乏运动，腰背部的伸肌群普遍紧绷。平躺仰卧会压迫脊椎及后肩、腰部，长期如此可能会影响腰背血液循环，腰酸背痛，尤其是肩胛骨与肩关节一带，受挤压后影响最严重，可能导致肌腱关节囊发炎。腰背痛患者更不能趴着睡，因为此时脖子被迫扭向一边，让关节承受了极大的压力。所以建议侧睡，并把 U 型全身枕夹在膝盖间，支撑身体重量，帮助手臂摆放得更舒适。

第二，心脏病，右侧卧。民间一直有个说法，认为心脏在人体内偏左的位置，因而偏向右侧睡才不会压迫心脏。心脏在胸腔里有心包膜等结构加以保护，向左睡其实是压不坏心脏的，但心衰患者往往有右侧胸腔积液，需要右侧卧。此外，患有心脏病的人不应选择俯卧位，容易导致呼吸不畅，不利血液循环。

第三，高血压，半侧卧或侧卧。如果只患有高血压，不必过于在乎睡姿。但如果伴有睡眠呼吸暂停综合征，就不可仰卧。因为仰卧时，舌根可能因重力作用后坠，阻塞呼吸，增加打鼾的几率。大量流行病学调查显示，在打鼾及睡眠呼吸暂停患者中，高血压的患病率可达50％以上，远高于普通人群的11％～12％，且这种患病率与睡眠呼吸暂停严重程度有关。所以，高血压患者最好采用侧卧或半侧卧位，选择高度合适的枕头（一般高15厘米为宜），以免加重脑血管负荷。

除以上疾病外，醉酒者也需要调整睡姿，最好保持左侧卧位，头部垫高，以防醉眠状态下呕吐导致误吸，并由此引发窒息甚至猝死。普通人应避免某些不良睡眠习惯，如平卧时双手交叉放于胸前等，容易压迫胸廓限制呼吸，导致夜间缺氧并噩梦连连。

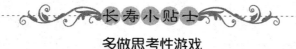

长寿小贴士

多做思考性游戏

美国宾夕法尼亚大学研究人员曾对2000名成人做过调查，发现那些到晚年仍爱思考的人头脑始终较为灵活，而生活枯燥的人一到中年思维就迟钝了。所以，人退休后大脑不可随之"退休"，宜多做些思考性游戏、如对弈、填字、猜谜、电脑游戏等。

睡得香，心脏更健康

寿星养生档案

罗洪，近代文学史的亲历者与见证者，擅长于写社会小说，享寿108岁。她被钱钟书先生称为"真奇才"与

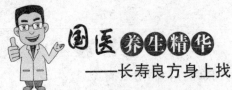

"真正的小说家"。由于她很少进入文学史家的视野，媒体评述其为"最受文坛冷落的女作家"。她曾在《我的养生经》一文中这样写道："我觉得自己的养生方法就是处世平淡，日常起居亦平常，更以平静的心态面对生活，以宽以待人的态度来与人交往。"后来，她把自己的养生之道概括为饮食清淡，不宜过饱；多用脑子，多动手脚；心态平和，宠辱不惊等24个字。

3月21日，是世界睡眠日，其主题是"关注睡眠，关爱心脏"。睡眠与心脏病的关系密切，且长期被忽视，应受到充分重视。不论你睡着还是清醒，心脏都在辛勤工作着，为人体各器官输送血液。

其实，在睡眠状态下，大脑也没有休息，而是参与调节心脏活动，影响心率、血压、心脏血供等，扮演"指挥官"的角色。大量研究证实，长期缺觉或睡眠不佳会使高血压、心脏病的发生率增加，如果同时伴有呼吸暂停现象，对心脏而言更是"雪上加霜"。

1. 长期失眠影响心脏健康

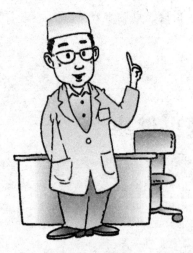

美国一项针对12万名护士的调查显示，睡眠时间过长或过短都会增加患心血管病的风险：每天睡眠小于6.5小时的人，心血管病的发病率上升15%，冠心病的发病率上升23%；每天睡眠超过9小时且睡眠质量较差的人，心血管病的发病率上升63%。调查还显示，7~8小时的睡眠对健康最有利。长期睡眠障碍会导致精神紧张、烦躁、焦虑、抑郁等，令大脑的兴奋—抑制平衡失调，并使小动脉血管收缩，周围血管阻力增加，从而导致血压升高、脂代谢紊乱，诱发心血管病。

2. 五成睡眠呼吸暂停患者伴有高血压

睡眠中如果伴有呼吸暂停，对心脏更是"雪上加霜"。患有睡眠呼吸暂停的人，每晚可发生数百次中枢性或阻塞性呼吸停止，对心肺活动造成严重的影响。据临床研究显示，睡眠呼吸暂停综合征（简称睡眠呼吸暂停）与高血压、冠心病、心律失常和心衰等多种心血管事件相关。

另据一项大规模人群调查显示，50%的阻塞性睡眠呼吸暂停综合征患者伴有高血压；而在高血压患者中，至少30%患有睡眠呼吸暂停，顽固性高血压患者伴有睡眠呼吸暂停的比例则高达83%。针对这部分高血压患者，治疗睡眠呼吸暂停才是降压的治本之策。此外，睡眠呼吸暂停还是导致夜间心律失常的原因之一，尤其是缓慢性心律失常。

3. 打鼾是睡眠呼吸暂停的表现

过去，人们认为"打鼾就是睡得香"，但现在发现，打鼾并不是什么好事，而是睡眠呼吸暂停的一大表现。打鼾是由气道狭窄所引起的，当气道狭窄到一定程度时，睡眠呼吸暂停现象就会出现。患者常因缺氧而被憋醒，反复出现则会导致睡眠质量差，睡眠片段化，长此以往影响全身各系统，尤其是心血管系统。此外，呼吸暂停还会破坏睡眠节律，导致患者白天精神疲惫、嗜睡，影响工作。久而久之，会使人的性格、记忆力都发生变化。

4. 八大表现预示睡眠呼吸暂停

睡眠呼吸暂停在睡眠中出现，容易被忽视，经常在出现其他问题后才被发现。因此，本病应受到重视，防患于未然，治病于未病

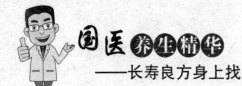
时。临床研究显示，70%的本病患者有肥胖现象，因此，控制体重和改变生活方式很重要。此外，不睡高枕头、避免仰睡、适当抬高床头等都是常用的有效方法。如果已经出现下列现象，则应马上就诊：

（1）尽管睡了一夜，醒来仍感到乏力。

（2）夜间反复憋醒，不自主翻动。

（3）打鼾突然停止，数秒至数十秒后鼾声又起。

（4）醒后头痛，睡醒起床后口干舌燥。

（5）白天非常困或者总是打盹，甚至在工作或驾车时睡着。

（6）暴躁易怒，起床后血压升高。

（7）注意力很难集中或记忆力下降。

（8）不明原因的起夜次数增加。症状明显的打鼾患者可在晚上进行多导睡眠监测，以便确诊。

本病药物治疗无效，多采取口腔矫正器、持续正压通气和手术治疗3种方法。口腔矫正器可扩大呼吸道，增加通气。睡觉时使用正压呼吸机，可以通过持续正压打通受阻气道。手术治疗能缓解因咽部结构异常所引起的打鼾，但对睡眠呼吸暂停的疗效不确切。

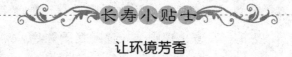

长寿小贴士

让环境芳香

花草以及人工香料的芳香气息也有利于脑的养护，因为芳香能给人一种良性刺激，使人的心情松弛、舒畅、情绪高涨，思维的灵敏度增加。故中老年人在室内摆放一两种有益的盆景，业余种花养草，衣袋里装一只香袋，经常与芳香打交道，大脑将受益匪浅。

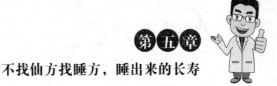

用美食来拯救失眠

　　苏局仙，长期从事教育工作，享寿 110 岁。他生前有"上海第一老人"之誉，也是闻名中外的寿星。苏老的长寿养生秘诀概括为：第一，起居有节，生活规律：一是坚持早睡早起；二是午后要有短眠；三是十分重视呼吸新鲜空气和接受阳光照射；四是每天几件大事有节奏地运行：习字、赋诗、会客、读报、复信。第二，练习书法确能强身延寿。苏老认为，"人有一种嗜好相与始终。嗜好种类千形百色，有好有坏，有雅有俗。拿书法来讲，是益的雅的"。第三，有病不惊生死度外。人生难免面临疾病和死亡的威胁，能否正确对待，涉及一个人的知识、修养、意志和精神状况，不同的态度有不同的结果。

　　"睡美人"这个词可不是空穴来风，睡眠真的是一件很重要的事情，可还是会有人形成了熬夜、通宵、晚睡的生活习惯，这些人大部分有受失眠症的困扰，导致一些人不得不吃安眠药入睡。是药三分毒，放下那药，用美食来拯救睡眠。

　　1. 蜂蜜

　　蜂蜜具有益气、补中之功效，是老少皆宜的滋补佳品，也是很好的安眠食物。睡觉前饮 1 杯蜂蜜水，对神经衰弱的失眠很有效，

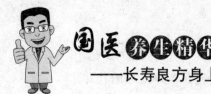

可助入睡。而每天早上喝一杯蜂蜜水，能润肠道通便，防治便秘问题。

2. 牛奶

这里指的温牛奶，它能促进睡眠。含有一些色胺酸（具有镇静作用的一种氨基酸）和钙，钙有利于大脑充分利用色胺酸。而且它能让人产生重返幼年的感觉，对婴儿来说，温暖的瓶子就意味着"放松，一切都很好"。

3. 菊花茶

菊花茶具有的适度的镇静效果，对无法放松的神经或身体来说，它是完美的天然对抗手段。长时间用电脑工作者应多喝菊花茶。

4. 香蕉

香蕉除了能平稳血清素和褪黑素外，它还含有能让肌肉起松弛效果的镁元素。另外，香蕉是通便的最佳水果，不过这里指的是熟透的香蕉，生香蕉反而致便秘。

5. 马铃薯

马铃薯就是土豆，它能清除掉对可诱发睡眠的色胺酸起干扰作用的酸。可将马铃薯烤熟（煮熟亦可）捣碎后掺入温牛奶中食用即可。土豆是营养最丰富的蔬菜，但炸土豆条却是高热量的不健康食物。

6. 莲子

莲子性平味甘，有清心安神、补脾益肾功能。可以治疗心脾虚弱，心火过盛所致的失眠。《重庆堂随笔》记载"莲子交心肾"，故凡心肾不交、阴虚火旺者宜煮食之。用它煮粥或炖猪心汤食之，每天一餐，可达安眠之功。

7. 百合

百合有养阴清肺、清心安神、治失眠之疗效。特别适合于女性。

用来煮汤食之，每天一餐可安眠。

8. 燕麦片

燕麦片富含促进睡眠的物质，能诱使人体产生褪黑素，一小碗加入少许糖枫汁的燕麦粥就能起到促进睡眠的效果。但如果你大量咀嚼燕麦片，效果会更佳。

9. 大枣

大枣含有糖、维生素 C、蛋白质、钙、磷、铁等多种营养成分，有补脾益气、养血安神作用，心脾两虚失眠者宜食用。《千金方》记载："治虚劳烦闷不得眠：大枣二十枚，葱白七茎，上二味以水三升，煮一升，去渣顿服。"神经衰弱者每晚取大枣 50 克，加水煎取汁服，或与百合一起煮汤食用，能防治失眠困扰。女性多吃红枣，可以补血养颜。

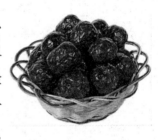

10. 杏仁

杏仁是有益于心脏健康的坚果，它含有色胺酸，又含有适量的肌肉松弛剂，能诱发睡眠。

11. 全麦面包

在饮茶和喝蜂蜜水时吃上一块全麦面包将有助于促进胰岛素的分泌，胰岛素在大脑中转变成血清素，有助于色氨酸对大脑产生影响，促进睡眠。

12. 亚麻籽

因为亚麻籽中富含欧米伽-3 脂肪酸，这是一种天然提高情绪的物质。适合在你的生活遇到阻碍、情绪低落之时食用，会产生意想不到的效果。

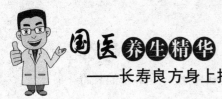
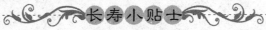

长寿小贴士

为打盹正名

紧张的脑力劳动常有睡意袭来，此乃人体生物钟节律的表现，被称为α节律。慕尼黑的睡眠专家认为，一个人完全处于清醒状态只能维持3~4小时，一旦超过即进入抑制状态，因此人在白天需要几次短暂小睡。由此看来，曾被视为不雅的打盹应予以重新评价，其实是顺应大脑生物钟的科学之举，可有效地保护脑功能。

这样做，有效改善睡眠

寿星养生档案

李本善，享寿109岁。李老的养生之道是：第一，读书养生，书如圣药。他这样说："我爱好读书，寓养生保健于读书之中。"李本善身体原本不好，但自他爱好读书以来，身体却渐渐好转。读书，使李本善磨炼出坚强斗志、战胜困难的信心及乐观向上的心态，恶劣环境中练就了坚强的体魄，增强生命力，成为跨世纪老人。第二，好书如圣药，坏书是毒药。读书养生要有选择。首先要选择文字优美、意境深远、品味高雅的书来读，注意体会它带给你的良好心境，而且要反复读，不断读出自己的见解来。因此，读书养生，根据自己的爱好和实际情况选择好书，至关重要。他认为，"对于养生，读书似乎比滋补营养更胜一筹。"第三，读书养生，益寿延年。读书何以能够养生延寿？秘密在于"读书"是一种涉及全身的活动，不仅有视觉和其他感觉参加，而且还涉及到大脑反射和意识活动。李老的读书养生，值得人们效仿和学习。

在平时的生活和工作中，我们常常会感觉到很累，因此需要很好的睡眠才能够帮我们缓解身体的疲劳，但是，有些人往往睡眠不好、入睡困难、失眠、睡后易醒等，对我们的生活和工作造成很大的影响，怎样做才能有效改善睡眠呢？

1. 不要过饥或过饱，睡前喝点温牛奶

建议在晚上八点以后就不要吃东西了，但是，有些人因为加班吃饭比较迟，如果这时候不吃饭，睡眠的时候感觉到饥饿也是不容易睡着的，那么，这个时候可以适当的吃一点饼干、牛奶或者粥之类的，帮助睡眠哦！

2. 睡前 1 小时不运动，剧烈运动会影响睡眠

在睡觉之前是不适合做运动的，尤其是一些剧烈的运动，如果这个时候做运动，就会让您的神经容易兴奋，如此一来就会影响睡眠，但是，一些轻度的运动是可以改善睡眠的，比如做瑜伽、散步等，这些运动都能够很好地促进入眠。

3. 泡泡脚：老年人、手脚冰冷者最适合

泡脚能促进全身血液循环，让我们感觉到困倦，可以帮助睡眠，并且在睡前泡完脚之后可以搓搓脚心的涌泉穴，每次搓 100 下，左右各三轮即可。这个方法适合老年人、手脚冰凉、肾气虚弱者。白

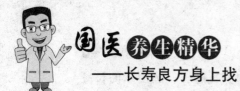
天操劳过度、容易焦虑抑郁的人群，可以用田七、黄柏、鸡血藤、丹参制成药包，用来泡脚。

4. 梳梳头：每天梳 3~5 次，每次 5 分钟

梳头有利于头部血液循环，促进睡眠。具体做法为：用梳子梳头，方向依次为前发际、头顶、后头、颈项部（中间、左边、右边各梳一次）；从头顶中央放射状分别向头角、太阳穴、耳上发际、耳后发际（左右各梳一次）。每天梳 3~5 次，每次至少 5 分钟。

5. 做简单、重复的动作

睡前可以做一些简单、重复的小动作，例如做反复摩擦双手、摩擦脚心、双手擦脸、简单的肢体动作等，或者捡豆子、剥花生等不需要动脑、机械化的动作，有利于入睡。

6. 睡前不喝浓茶、咖啡、酒

咖啡因容易使人感到兴奋，晚上睡觉前不要喝浓茶、咖啡等饮品。另外，虽然有人认为少量喝酒有助于入睡，但这个方法对某些人却不见效。特别是失眠患者，容易越喝越失眠。

7. 冥想、打坐、调整呼吸

睡前可以做一系列调整呼吸、缓和心情的动作，例如冥想、打坐。学会调整呼吸，慢慢、有节奏的深呼吸，可以让身心静下来，帮助更快入睡。

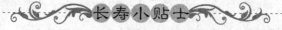

长寿小贴士

忘掉悲痛，从伤心中解脱出来

如亲人遇到天灾人祸或死亡，常使人沉浸在悲痛之中不能自拔，时间过长即损害人的身心健康，因而遇到此类事时应想开一些，从中解脱出来。

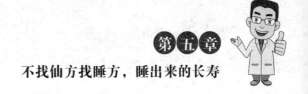
睡眠，是最好的养生之道

寿星养生 档案

　　孙墨佛，我国著名的书法家，享寿107岁。他的长寿要诀如下：其一，一生酷爱书法。孙老认为，写字也是一种运动，练字就是练身，是一种很好的健身运动。其二，心情坦然，情操高尚。孙老曾说："做事为人，要上对得起天，中对得起师长、同胞，下对得起地，心地坦然，身体才会好。"其三，饮食有节，起居有常。其四，不抽烟，但会喝酒。孙老80岁前，能喝大量白酒，晚年每天中午只喝一小杯白兰地。其五，不饮茶，只喝白开水。孙老从103岁起，才开始喝一点花茶，主要还是喝白开水。

传统中医养生认为，"药补不如食补，食补不如觉补。"中医学自古就有"养生之道，当以善睡居先"的说法。可见，睡眠才是最好的养生之道。

1. 寤寐，顺应昼夜之道

人类是在顺应自然、适应环境的过程中逐步进化的，因此，锻造了与自然界变化相应的基本生活及生理规律。时间生物学所揭示的"生物节律"就比较好地提示了其中的一些基本特点。人与自然界是统一的整体。中医认为，睡眠与觉醒的寤寐变化符合天人相应、昼夜变迁的自然规律。

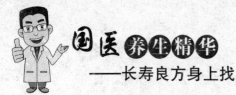

老子曰："一阴一阳谓之道。"自然界的阴阳变化致使一天有昼夜晨昏的节律变化。因此，人体的阴阳消长与其相应也有明显的节律性，而睡眠则是阴阳交错的结果。故自古以来，人类就奉行"日出而作、日落而息"的生活方式，这是顺应大自然规律、顺应人生理特点的最朴素的养生之道。

2. 寤寐之替，劳逸相交

《灵枢》论睡眠："卫气昼行于阳，夜半则行于阴。阴者主夜，夜主卧……阳气尽而阴气盛则目瞑；阴气尽而阳气盛则寤矣。"寤属阳，为阳气所主；寐属阴，为阴气所主。昼夜是阴阳交替的过程，白昼属阳，夜晚属阴。白天人们参加各种活动，是释放能量的过程；而夜晚阴气蛰伏，睡眠就是很好的休养身心、蓄积能量的过程。这样的交替修养，有利于精神和体力的恢复，为第二天的活动做充分的准备。所以说，寤寐之替，劳逸相交。

充足的睡眠是为了更好地工作。列宁就曾经说过一句名言："不懂得休息，就是不会工作。"正是此意。因此，人类拗不过自然，当顺应自然，夜寐昼行，入夜该睡就睡。这是健康长寿的第一法则。

3. 养生，从学会好睡开始

鉴于上述规律，故古今中外贤哲无一不强调好睡眠的重要性。如庄周在《逍遥游》中就说："若夫乘天地之正，而御六气之辩，以游无穷者，彼且恶乎待哉！"人应该遵循宇宙万物的规律，作息须顺应天地之道，自然之法，才是真正的修养生机。好睡眠即是善养生，何苦舍近求远，依附于外物？

从当今研究看，睡眠是一种生物本能。人在睡眠时，全身肌肉松弛，对外界刺激反应减低，体温、心率、血压下降，呼吸、排泄等活动减少，基础代谢率降低，从而有利于身体各种组织器官恢复机能。可以说，充足的睡眠，可使你精神百倍，像加满油的汽车一样动力十足。

如今，大多数的人都在关注如何通过饮食、运动、保持良好的心态，使得自己更健康，并寄希望于通过各种维生素、营养补充剂等来使得自己精力更充沛。但那往往只是隔靴挠痒，不得其要。因此，欲养生保健，立足当下，先从睡眠做起。

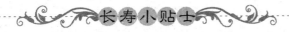

忘掉怨恨，宽容对事对人

一个人种下怨恨的种子，就想报复，甚至千方百计琢磨报复的方法、时机，使人一生不得安宁。忘掉怨恨就心平气和，对长寿大有裨益。

睡眠质量，决定寿命长短

童陆生，享寿100岁。在他90多岁时，依然耳聪目明、行走稳健、嗓音宏亮，并能坚持义务行医。他的长寿之道是个"乐"字，他说："我认为乐天者寿，我是乐天派。"一是心宽则乐。怎样当乐天派？童老拿出一个精巧的小镜框，内有一幅字："心宽寿高"。童老还认为，要心宽，

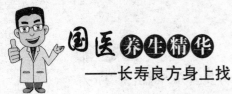
就要树立无产阶级人生观。他说："我的哲学是长生能得终归去，老尽天年以为公。"二是奋斗则乐。童老说："人到老年要有所事事，使精神有所寄托。在奋斗中求乐，这也是长寿之道。"童老坚持义务行医已经30年，治疗患者万余人次。三是健康则乐。童老认为，要当乐天派，还必须注意健身防病。没有健康的体魄，是快乐不起来的。"健康则乐，乐又有利于健康。"他总结出这样的体会："万事无常，皆从心忧；只要思想豁达，心胸博大，周身血气冲和，便可祛病延年。"

有人每天睡4~5个小时依然精力充沛，有人睡10个小时却还是觉得不够。你每天要睡多久？美国抗癌协会的调查表明，每晚平均睡7~8小时的人，寿命最长；每晚平均睡4小时以下的人，有80%是短寿者。不过，不同年龄段的最佳睡眠时间也是不同的，应按照自己的年龄科学睡眠。

1.60 岁以上老年人每天睡 5.5~7 小时

老人应在每晚12点前睡觉，晚上睡觉的时间有7小时，甚至5.5小时就够了。阿尔茨海默氏症协会公布的数据显示，每晚睡眠限制在7小时以内的老人，大脑衰老可推迟2年。而长期睡眠超过7小时或睡眠不足都会导致注意力变差，甚至出现老年痴呆，增加早亡风险。

老人最常见的睡眠问题是多梦和失眠。多梦是由于老人脑功能退化；失眠多因体内褪黑素分泌减少所致，褪黑素是体内决定睡眠的重要因素之一。晚间睡眠质量不好的老人，最好养成午休习惯，时间不要超过1小时。否则，大脑中枢神经会加深抑制，促使脑中血流量相对减少，体内代谢减慢，易导致醒来后周身不舒服，甚至更困倦。

2. 30~60 岁成年人每天睡 7 小时左右

成年男子需要 6.49 小时睡眠时间，妇女需要 7.5 小时左右，并应保证晚上 10 点到早晨 5 点的"优质睡眠时间"。因为人在此时易达到深睡眠状态，有助于缓解疲劳。芬兰一项针对 2.1 万名成年人进行的 22 年跟踪研究发现，睡眠不到 7 小时的男性，比睡 7~8 小时的男性死亡可能性高出 26%，女性高出 21%；睡眠超过 8 小时的男性，比睡 7~8 小时的男性死亡可能性高出 24%，女性高出 17%。

这个年龄段的人若缺乏睡眠，多与脑力减退，或压力导致的暴饮暴食等不良习惯有关。专家提醒，除尽可能缓解压力外，还可以在就寝环境上下点工夫，如减小噪音、通风换气、适当遮光等，并选择 10~15 厘米高、软硬适中的枕头。仍然睡不够的人，也可以通过午休 1 小时的方式补觉。

3. 13~29 岁青年人每天睡 8 小时左右

这个年龄段的人通常需要每天睡 8 小时，且要遵循早睡早起的原则，保证夜里 3 点左右进入深睡眠。平常应保证最晚 24 点上床、早 6 点起床，周末也尽量不睡懒觉。因为睡觉时间过长，会打乱人体生物钟，导致精神不振，影响记忆力，并且会错过早餐，造成饮食紊乱等。

年轻人多习惯熬夜，这会直接影响到他们第二天的精神状态，且易使皮肤受损，出现暗疮、粉刺、黄褐斑等问题。长期熬夜还会影响内分泌，导致免疫力下降，感冒、胃肠感染、过敏等，更会出现健忘、易怒、焦虑不安等精神症状。因此，年轻人最重要的是规范自己的生活，入睡前 1 小时不要吃东西，中午小睡半小时，对身体更有益。

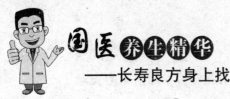
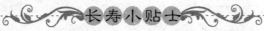

长寿小贴士

忘掉年龄，保持旺盛活力

人的生理年龄是客观的，但心理年龄则不同，它反映了人的精神状态。有人刚过花甲之年，就不断暗示自己老了。这种消极的心理是健康长寿的大敌。"人不思老，老将不至"，这话是有一定道理的。

催眠药，有多远躲多远

寿星养生档案

谢侠逊，我国象棋运动的开拓者、爱国象棋家，也是我国国际象棋的先驱，人称"棋中神童"，享寿100岁。他四岁初知象棋门径，六岁领悟棋理，九岁通晓棋谱，十岁称雄全县，十三岁与温州棋魁陈楚战成平手，名噪一时。谢老的养生之道被称作"五健"，即健饭、健睡、健步、健弈、健笔。除此之外，谢老还长期坚持锻炼，积极用脑，起居有常，饮食有节。他志在养廉明耻，始终保持自己坦荡和平静的心理状态，这无疑是一个非常重要的长寿因素。

常听老年人说："自从上了岁数，就会感觉自己的睡眠明显不如以前好，入睡倒不难，但就是睡得很浅，稍微有一点响动就容易醒，白天却昏昏沉沉，无精打采。"失眠发生后，许多人总是把希望寄托在镇静催眠药上，认为一片药就可以让自己睡得又舒服又踏实。事实上，这是一种错误的观念。

镇静催眠药是一类中枢神经系统抑制药。镇静药和催眠药之间并无明显界限，很多药物小剂量时表现为镇静作用，引起中枢神经系统轻度抑制，使患者由兴奋、激动和躁动转为安静。随着剂量的加大，则引起近似生理的睡眠。

老年人使用镇静催眠药的一般原则是：使用最低有效剂量和最短时间，做到个体化给药。大剂量使用镇静催眠药可损害老年人的认知功能和心理反应，增加意外伤害的危险；长期使用还可能导致药物疗效减退，并产生依赖性，一般以不超过4周为宜。目前主张在服用镇静催眠药之前，需进行详细的病史采集和相关检查，确定失眠类型，选择最恰当的药物。

临床最常用的镇静催眠药是苯二氮卓类和新型镇静催眠药。在苯二氮卓类药物中，大部分药物的药名以"安定""西泮"或"唑仑"结尾，如大家熟知的安定（地西泮）、舒乐安定（艾司唑仑）、氯硝安定（氯硝西泮）等。这类药物的作用原理类似，在体内能停留较长的时间，属于长效苯二氮卓类。

但对于老年人来讲，长效苯二氮卓类药物不是最佳的选择。因为老年人服药后发生嗜睡、轻微头痛、乏力、运动失调的危险性比青年人更高，再加上老年人平衡能力减弱，更容易发生跌倒，导致骨折。因此，应尽量避免选地西泮、氟西泮、夸西泮、氯硝西泮（老年人对本药异常敏感）和氯氮卓等长效苯二氮卓类药物。

用药之外，养成良好的作息习惯，营造良好的睡眠氛围，借助调理型的食疗，如牛奶、大枣、莲子、百合等，对改善睡眠质量是

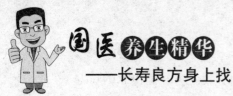
十分重要的。当然，若其他因素都已经调整到较好的状态仍无法保证拥有满意的睡眠时，老年患者也可在医生指导下使用镇静催眠药。

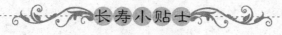

长寿小贴士

养个宠物狗

美国明尼苏达大学的研究显示，养宠物有镇静效果，能降低血压和减少人们心脏病发作的可能性。另一项研究显示，每天遛狗的人比不养狗的人平均多活7年。

多一份情趣，
多十年寿命

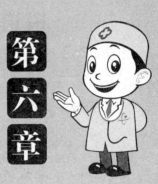

第六章

　　哲人说，"多情人不老"，即是说每个人都有一个好心态就不会变老。良好的心态，是提高人们生活质量不可或缺的重要组成部分。在人的感情深处，一旦产生情趣，精神就会饱满，心情就会豁然开朗，对世间烦事淡然处之，对养生大有裨益。乐观的情绪、良好的修养和欢畅的心境，是修身养性的核心，也是延年益寿的基础。多一份情趣，多十年寿命，何乐而不为呢？

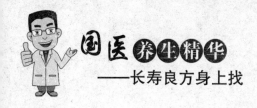

棋道＋茶道＝养生之道

　　林庚，现代诗人、古代文学学者、文学史家，北京大学教授，享寿97岁。在北大中文系老一辈的学者中，林老是享寿最高的一位。在为他九十华诞祝寿的时候，有人曾向林老请教过他的长寿之道，他回答说："有两条，一条是一切都是身外之物，另一条就是多吃胡萝卜。"他所说的"一切都是身外之物"，首先指的是淡泊名利，他的淡泊名利是人所共知的，可以说是保有陶渊明之风，承继了我国传统知识分子的高洁品格。所以，他还被称为"喧闹时代的隐退者"。他的另一条养生之道就是喜欢体育活动，他非常喜欢打乒乓球，这也是他长寿的原因之一。

养生之道并非一时一日、脱离生活之事，而恰恰贯穿融汇于人们的日常生活之中。例如弈棋，就很好地体现了古人追求"逍遥得极、高道自乐"的情味。弈棋本是在方寸之盘上展开征战攻伐，你死我活的搏击，纵横十九道棋盘分明是兵家腾挪的战场，但即便弈棋本身充满了极强的对抗性，人们依然将之置于一极清静、优雅的环境中进行，没有丝毫剑拔弩张之气。棋盘上杀机四伏，弈棋者却并不为之所囿，平淡超然得仿佛置身局外，胜败如风过寒潭不留形

迹。一局棋罢，素指清凉，再精妙高超的棋艺须得拥有这份淡泊的心境才是真正的高雅品味。

或许古人就是刻意在这充满胜负对抗的游戏中，培养锤炼自己清静平和的心境。通过许多次"一着错成千遍悔，收枰犹喜是空盘"的经历，让人体会眼前的胜败荣辱，到最终亦只是一场游戏，从而豁然放开名利得失计较，以从容、安详的心态面对人生。这种潇洒从容、陶然忘忧的弈棋风格，胜固欣然、败亦可喜的心态才是中国传统围棋的特色与追求，如此弈棋才算深得围棋三昧，才真正有益身心。

如果说棋以潇洒、超然为其神趣，那么茶则以清雅、淡泊为其妙韵。茶的精神是朴素、恬淡、清廉。茶业祖师陆羽一生潜心研究茶道，在他的名著，也是我国首本关于茶的专著《茶经》中，他分"茶之源、茶之煮……"等十大内容论述了茶的方方面面，尤其提到煮茶是一件有高度技巧、更有高度精神内涵的难事。煮茶与茶品、水品有关，更与煮茶人的情趣、品味、心境密切相关，这一过程不仅是品茶的重要步骤，更具有调节心理状态，有益养心养生的内涵。

古人饮茶，首先要学会煮茶。那时的方式并不像现在这样直接用沸水冲泡，而是在茶炉上现煮。煮的过程包括控制火候、掌握水沸程度，统称为候汤。候汤更分为多个阶段，据水面珠泡翻涌的程度定为一、二、三沸，这是一个漫长的过程，需要有平和的耐心静候。而从一沸至三沸又是一个连续的较快的过程，需要澄心息虑、神清气爽才能辨别细微、不忙不躁、恰到好处。试想炉火中细烟袅袅，煮茶人缓煎慢煮，从容有序，安然静待，然后慢饮细品，没有

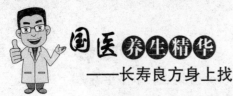

一份因淡泊而平和、清静的心态，如何能获得这番优雅境界呢？反之，品茶、煮茶也正是在怡养锤炼着人的身心，以达长生之功。

其实，无论弈棋、品茗，其意义都已超出了内容本身，而在于通过这种日常的情趣爱好来达到一种平静、恬淡的人生境界，以求得清气长存、益寿延年。

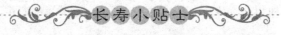

长寿小贴士

保持室内空气流通

在冬季，人们习惯把屋内门窗关得紧紧的，如此会造成室内二氧化碳浓度过高。若再加上汗水的分解产物，消化道排出的不良气体等，将会使室内空气受到严重污染。人在这样环境中，更容易出现头昏、疲劳、恶心、食欲不振等现象。另外，冬季是一氧化碳中毒事件的好发季节。因此，一定要保持室内空气流通、新鲜。

读书，养生的良药

寿星养生 档案

金庸，生于1924年，是我国著名的武侠小说的作者。金庸的养生之道是"品茗绿茶"，他对绿茶有一定的研究。为了避免喝进含铅质太多的绿茶，金庸建议选择杭州龙井茶，由于名贵的绿茶叶是来自嫩芽，种茶者自然不舍得喷上农药破坏。他还强调，喝茶的分量不要太多，就如他每日的食量亦很少，尤其是淀粉质食品均会"吃少一点"。他寄语城市人："遇上困难事，愈轻松愈容易应付，愈紧张便愈难应付"，他个人以看书及书法令自己的生活变得轻松，达到保持健康的目标。

从医学角度来看，读书是治病养生的良药。人的健康包括两方面，生理健康和心理健康，二者相辅相成，互为影响。而读书，于心健和身健均有裨益。当今社会人们的生活节奏加快和工作压力加重，除了追求必需的生活品外，更重视通过休闲养生来释放压力。休闲养生有众多途径，读书就是休闲养生的好方式之一。在浮躁的世界里，要让生活"慢"下来，营造出更健康的生活方式。

1. 高尚的"生活经"

读书是一种高尚的生活方法，也是一种有利于健康长寿的生活方式。实践证明，读书与养生的关系极其密切。日常生活中有很多香味，如花香、书香、饭香、酒香、墨香等，但是可以说，只有书香的影响最深远，收益最实在，享用之后也让人最感快乐。经常受到书香的熏陶，不仅能使人们的头脑变得聪明睿智，而且能使人们的体魄变得更加健壮，有利于健康长寿。有些人平时容易出现无聊、孤独、郁闷、悲观、失望的情绪，影响心理健康。而读书有较强的解忧和宣泄效果，能够调整人的心理状态，使人的注意力集中到书上，身心就像进入另外一个世界，一切忧愁、烦恼和不愉快的情绪，顿时烟消云散，于是便增进了心理健康和身体健康。

2. 长寿的"滋补品"

人到老年，体力下降，脑力衰退，疾病增多，这是谁也改变不

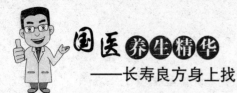

了的生命规律。大脑是身体里的"司令部"，人老先从大脑开始，要想使大脑衰老减慢，有效的方法就是让它经常接受外界的良性刺激，尤其是知识方面的信息刺激。书中的各种知识能够有效地刺激大脑，使大脑的功能增强。读一会儿书，就好像给大脑食用了一些滋补品，于是，它的营养状况得到改善，思维能力和判断能力明显提高。

此外，书籍都是用文字排列而成的，不管是汉字还是外文，都有一定的节律性，结构严密，在读这些文章的时候，通过眼睛的视神经传入大脑的视觉中枢，能使全身细胞产生共振现象，从而使人体的生命节律更加整齐、生物潜能进一步发挥，生理机能处于最佳状态，生命力更加旺盛。大脑皮质在接触图书信息的过程中，要不断进行脑力思考，使大脑的兴奋与抑制过程相互交替，好像给大脑进行体操训练，并在操练过程中提高工作能力，从而加速神经反射，激发细胞活力，防止脑细胞衰老和死亡，大脑衰老减慢了，人的寿命便能延长。

3. 人生的"指南针"

有些人精神空虚，甚至觉得活在世上没有多大意思。而书籍是生命的激活剂与指南针，能有效地鼓励人们珍惜人生，热爱生活，焕发青春活力，在美妙的自然界更坚强地生活下去。古语云："字里乾坤大，书中日月长。"唯有经常读书的人，才能享受人生丰富多彩的生活。至于书中的那些科技新进展，衣食住行用的新知识，养生保健的宝贵经验，防治疾病的有效方法，读后更会让人直接受益。许多爱读书的老年人，坚持科学养生，防治疾病，八九十岁仍然生机勃勃，兴趣广泛，照常在所喜欢的领域里发挥着余热，从而得到了健康长寿，这不能不说是读书的魅力所在。

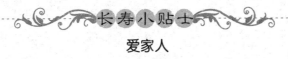

长寿小贴士

爱家人

在美国威斯康星大学的一项研究表明，热爱家人的人心理健康指标非常平均，更有可能达到活过百岁的目标。这是因为，热爱家人能让你产生对自己健康的责任感，同时，多点时间与家人在一起，工作时间少些，能消除消极想法和紧张情绪。

唱歌，也能唱出健康

寿星养生档案

朱屺瞻，我国画史上仅有的一位寿星画家，享寿105岁。朱老不仅仅长寿，更重要的是他一生笔耕不辍，他活到105岁，也画到105岁，这真是人间少有。朱老先生105岁时还努力创作，在上海举办画展，用新作向厚爱自己的人们汇报。当人们要朱老把养生术介绍给大家时，朱老笑了，他连连摆动双手说："我没有什么养生术，更没有什么养生之道。我只知道心安理得地做人，过日子。""生命在于运动，画画就是练气功，添福寿。"注重调养精神，是养生寿老的重要方面。精神调养的基本方法是清心寡欲，可使人心神宁静，恬愉而少烦恼。保持乐观的情绪、开朗的性格，是调摄精神、养生健身、延年益寿的必备条件。性格开朗、精神乐观是养生健身的要素。

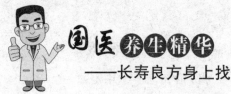

我们都知道运动可以让身体健康，但很多人不知道的是，唱歌也是可以养生的。经常唱歌，能够起到预防和治疗疾病的作用。研究证实，唱歌是呼吸肌在特定条件下的一种运动，好处不亚于跑步、游泳、划船等。唱歌，还能使人的血液成分发生变化，有助于提高人体免疫力。

1. 唱歌是有节奏的体内按摩

唱歌能冲开人体横膈膜，这种内部的循环按摩，是任何一项运动都代替不了的。唱歌与练声均能扩大肺活量，增加肺泡通气量，提高呼吸功能。唱歌和说话不同，唱歌时需要一定的力量，尤其是胸部的力量，胸部的力量增强了，肺活量就要增大。据科学家统计，一般成年人的肺活量是 3500 毫升左右，而歌唱家的肺活量常在 4000 毫升左右。肺活量大了，呼吸功能就提高了。所以，唱歌是一种提高呼吸功能的好办法。

2. 唱歌是特殊的心理疗法

唱歌可以改变一个人的心境和精神面貌，纵情歌唱，回肠荡气。高歌一曲，烦恼皆忘。好歌唱不停，唱出好心情。纵情欢歌，可以放松身心。唱歌的时候，人会变得紧张，但当唱完一首歌后，唱歌的人会随即放松下来，这一松一紧可以刺激因压力而变得混乱的自律神经，舒解身心。唱歌能够释放有助于静心的荷尔蒙，投入地演唱可以活动到许多平时很难活动到的脸部组织，可以抗衰老，维护皮肤弹性，防止皮肤老化及改善更年期症状，歌唱使你身心愉悦，焕发青春。所以，要把歌唱当成生活中最愉快最舒心的事情来做。

3. 唱歌是全身运动

唱歌是全身运动，既锻炼了全身肌肉，又健脑。要想唱得好，就要动员全身各部位齐上阵，经常高歌能调气、运气、养气。唱歌能激发、调节身体各项功能，益于身心健康。唱歌使胸腹部运动协调，利于气血的运行。中老年人经常练歌能激发对生活的信心和热爱，可以保健养生。唱偏低音的歌曲，可以使血压平稳；唱快节奏的歌曲可以使你身心愉悦；而拉长音的歌曲可以消除压力，对身心健康有利。从生理学的角度来说，唱歌使身体所有放松机制处于最佳工作状态，唱歌时我们锻炼了所有的肌肉，虽然你没有刻意锻炼哪儿，一切都是自然而然的，唱歌是一种真正快乐的健身操。

4. 唱歌可以陶冶情操

音乐让我们快乐，音乐为我们的生活增添了色彩，音乐与歌曲能给人带来美的享受，歌唱是语言和音乐结合起来表达思想感情的一种艺术形式，歌唱可以提高我们的文化艺术素质和修养，使人感情丰富，心绪平和。感受歌曲，理解歌曲，学唱国内外优秀的歌曲对于我们的思想道德的修养，性格情操的熏陶，都有积极的作用。歌唱使我们增长了见闻，开拓了眼界，也抒发了情怀。音乐，成为人们互相沟通的桥梁。美妙的音乐，美好的歌曲，可以和谐、净化人的心灵，启迪人的心智。音乐和歌唱使我们的生活更加丰富多彩。歌声是我们幸福快乐的源泉，歌声是我们健康长寿的法宝。

5. 唱歌唱出健康长寿

练习合唱可以锻炼记忆力，锻炼听力，延缓衰老。可以陶冶情操，培养快乐向上的生活情趣。能扩大社会交往，收获许多友谊。可以锻炼心肺功能，不亚于练气功。与喜欢唱歌，志趣相投的歌友们一起练唱优秀的合唱歌曲，感受合唱艺术的无穷魅力，可以使我们唱出和谐和团结，唱出快乐和友谊，唱出健康长寿。总之，合唱对于 50 岁以上的人来说，真是一项很好的活动。

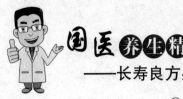
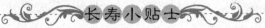

长寿小贴士

睡前刷牙

多项研究证实，牙龈疾病与人们患上其他疾病（包括心脏病、糖尿病和某些癌症）的风险增加之间存在关联。所以，牙科专家建议人们每晚都要清洁牙齿。

有一种养生，叫书法

寿星养生档案

袁枚，清代著名才子，享寿82岁，是古代文人中的寿星。袁老喜养兰花，而养兰花与养生有着密切的联系。他对兰花情有独钟，在养花和赏花时，得到了兰花的熏陶，也保持了如兰花一样坚定、高尚的人格魅力。这种心态就是一种健康、快乐的养生之道。袁老在饮食中爱吃豆腐，从科学的角度看，豆腐也是一种良好的养生食品。豆腐还是一道减肥食品，又具有防癌的功效，对老年人的养生更有帮助。另外，袁老还喜欢爬山、远游等活动。即便到了晚年，他也没有放弃爬山运动。由此看来，坚持爬山是袁老的一项重要的养生之道。袁老还认为，良好的生活态度，是决定健康长寿的重要因素。晚年的他虽然高寿，却始终保持着年轻活泼的心态，甚至以老为喜。"八十不知老"，说的就是以乐观积极的心态对待晚年。

多一份情趣，多十年寿命

书法是人类文明的瑰宝，是无言之诗、无图之画、无形之舞、无声之乐。琴棋书画，乃君子修养之四艺。书法兼优美与实用于一体，而综四艺之长，兼有琴的旋律，画的美观，棋的力与势的追逐与博弈。它是心灵的舞蹈，情感的寄托，人格的呈现。

书法，不仅能给人以美的享受，还是养生保健的有效方法。医学专家研究结论表明，在可使人长寿的二十种职业中，书法名列榜首。练习书法，对于治疗许多中老年人常见的疾病很有帮助，而且练习不同的书体还能起到不同的保健作用。历史事实证明，书法对于人的健康长寿的确有一定作用。这是不少学书法的人的共识。

有人把这些作用总结成四句话："洗笔调墨四体松，预想字形神思凝。神气贯注全息动，赏心悦目乐无穷。""洗笔调墨四体松"，是书法养生的第一阶段。在这一阶段，通过洗笔、调墨等预备动作，达到四体放松，疏通全身气血经络。"预想字形神思凝"，是书法养生的第二阶段。要求思想集中，把意识调节到最佳状态。这样才能进入形象思维，就会顿觉心旷神怡，气力强健。"神气贯注全息动"，是书法养生的第三阶段。把神、气贯注于书法运动的全过程，关键要做到神领笔毫、气运于手，以此带动全身心的活动。这个阶段可以说是书法运动的最实质性的阶段。"赏心悦目乐无穷"，是书法养生的第四阶段。好的作品可以赏心悦目，令人乐在其中。学习书法，可以从自己的创造中得到满足感，心境也随之得到一种超然与净化，达到心绪舒畅。

具体来说，书法的养生功效可以分为看不见的"静功"和看得见的"动功"两方面。练习书法要求全身心地投入，一心一意，排除杂念，平稳呼吸，意守丹田，将自身的感受，通过柔软的毛笔将刚劲有力的字写在纸上，这本身就是一种气功。

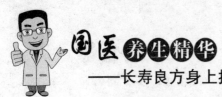
练习书法时，要求思想高度集中，甚至还可以达到忘我的境界，心情和思想都融入文字的意境当中，对眼前或身边发生的不愉快事情视而不见、听而不闻，从而进入既轻松又舒适的状态，没有了妄念和烦恼，精神获得享受，因而有益身心健康。倘若能持之以恒，还能达到意念集中，襟怀坦荡，身心愉悦的境界。

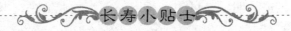

长寿小贴士

忘掉忧愁，减少病痛缠身

多愁善感难免疾病抬头，现代医学认为，忧愁是抑郁症的根源之一。多愁善感会导致多种疾病缠身，最终陷入极端消沉的状态，从而影响人的身体健康。

边游山玩水，边健康养生

寿星养生 档案

刘纯，号养正老人，享寿126岁。中医历史上著名的"金元四大家"之一刘完素的九世孙，被明清两朝太医院尊为太医保护神。他历经60多年的实践，落实"治未病"的理论，总结出一套预防疾病的养生要诀，他在《短命条辨》中说："经曰，正气存内，邪不可干。夫正气衰者有三：过饱，气恼，不劳。故尔养生者以十条克之。"另外，刘纯养生还特别重视大便的畅通，指出"人欲长生、肠欲常清"。

自明朝以来，我国流行的刘氏养生十条，制造了特殊化的人群。顺口溜记下来即是：温水肉汤吃粗粮，小睡果汁健身常；过午不食去烫脚，念经夫妻要清肠。

"候鸟式养生养老"，就是每年抽出 1～3 个月时间，像候鸟一样，到风景优美、适合度假养生休闲的名胜古迹去，像古人一样"遍历名山大川，拜访得道高人，精研养生之道"，一边游山玩水，一边康复疗养，一边颐养身心。在健康快乐中享受生命。

候鸟式的核心价值，就在于一个"换"字。每一年，我们可以用 1～3 个月的时间，换个地方，换个环境，换换气候，换换空气，换换食物，换换心情，换换相处的人群，总之，换个活法，换一种生活方式。因为我们需要调节心情，调节身体的健康状况，调节我们的社会角色。调节，就是"调换"和"节制"：有意定期"节制"并打破原来的生活状态，对身心内外环境进行"调换"，以达到养生益寿、健康快乐的目的。

人与自然的融合，是城市社区家庭生活所缺乏的。专业的健康管理机构所提供的专业康复疗养设施、专业健康服务，也是儿女的孝心无法完成的。更重要的是，每年的候鸟式养生养老之旅，还会结识一大批志同道合的

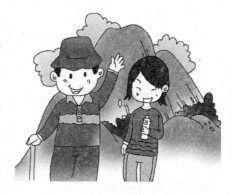

朋友，尤其是年龄相仿，经历相似、志趣相投的健康之友。共同的话题、兴趣爱好，使老人们在一起可以重新找回自己的社会角色。而保持与社会的有机联系，是预防衰老，有益身心的重要方面。这

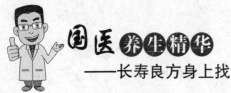
也是单一的家庭角色所不能涵盖的人生意义，是儿女们孝心所不能取代的社会价值，这就是换换人文社会环境的目的。

生命的品质在于健康，健康的境界在于快乐。像候鸟一样，哪里快乐就去哪里，哪里温暖就去哪里，哪里好玩就去哪里。养老的最好方式，就是在快乐养生中养老。

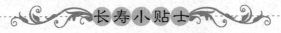

长寿小贴士

好天气，也会有好心情

科学研究表明，气候也会影响人的心情，比如下雨天会使人情绪低落。当然，这种不好的情绪有些是因为社会因素。但研究表明，在湿气重的日子里，有较多的人会得忧郁症；阴天和下雨前的低气压会使学龄儿童坐立不安。在阳光灿烂的天气里，人的情绪也会更倾向于开朗，尤其是在冬天。在阳光明媚的日子里，人们会更乐于帮助别人并遵守社会公共秩序。但夏季的暑热晴天例外。

钓翁之意不在鱼，在乎情趣之乐也

寿星养生 档案

张三丰，太极拳创始人，享寿218岁。他的养生之道：一是"三丰"之号暗藏玄机。这个养生之道体现了"人法地，地法天，天法道，道法自然"的思想，即"人们依据于大地而生活劳作，繁衍生息；大地依据于上天而寒暑交替，化育万物；上天依据于大"道"而运行变化，排列时序；大"道"则依据自然之性，顺其自然而成其所以然，实现"天人合一"。二是福泉山上修真悟出《无根树》词。《无根树》词中讲了内丹修炼的奥义，强调人应清心寡欲，积极修身养性，放下过多的欲念，回归生命的本真，这种修行养生的思想值得大多数人参考和借鉴，以助益寿延年。三是太极拳养生功在当代利在千秋。张三丰在武当山隐修期间，集中华武术百家之长，融道家吐纳、导引，采补、混元之法于一体，始创"太极拳"于武当，开创了道教文化的新篇章。

常言道："醉翁之意不在酒"。当人们问起好垂钓者是否爱吃鱼，得到的回答往往是否定的。那就是讲：钓翁之意不在鱼了。钓鱼的人，大多数并不仅是为了吃鱼，而是为了修炼身心，为了松弛一下紧张情绪和有意磨练毅力和耐力，通过垂钓的静心休养，以积蓄精力和体力，为图谋大业作准备。

中医讲：静以养神，动以养形。动静结合，形神兼养，益于长寿。钓鱼活动高尚清雅，有动有静，动静相宜，是人们修身养性、防治疾病和增强体质的理想运动方式。马克思曾说过：一个美好的心境，要比十剂良药更能解除心理上的疲惫和痛楚。坚持垂钓，不但可以陶冶性格，培养耐力，调剂生活，消除疲劳，而且还会使你精力旺盛，体力充沛地去学习和工作。

钓鱼讲究一个"静"字。心静可以使你思想放松，精神集中而有耐心地等待鱼儿上钩，对鱼漂的起伏和竿梢的颤动做到洞察

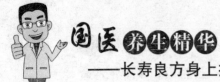

秋毫。静，对陶冶情操，修身养性更有效；静，肌肉放松，神经处于一种忘我的入静状态，可以起到与练气功相媲美的效果；静，是钓手的首要心境，脾气急躁的人在垂钓中会逐步得到改善。"任凭风浪起，稳坐钓鱼台"，这不只是谈钓鱼，而是人的思想修养哲理，它告诫人们在面对严重困难时，要乐观坚定，保持一种冷静镇定的态度。

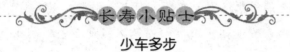

长寿小贴士

少车多步

一项研究显示，有车一族越来越多，大约25%的人已经丢掉了走路的习惯。研究发现，整天开车到处走的人比喜欢走路的人，生病的时间长2倍。现代人以工作忙为借口逃避运动，其实，每天进行30分钟的有氧运动（如快走），免疫系统的工作效率更高。

养鸟，就是养生

寿星养生 档案

谭天度，享寿106岁，被称为"世纪松""百岁革命家"。他的一生历尽磨难，但却有惊无险，九死一生，能够活到100多岁，真是个奇迹。他的长寿之道成为人们非常关注的问题。第一，越是"好东西"越不要多吃；什么都要吃，但是什么都不要多吃；尽量多在家里吃，少在外边吃。第二，心胸开阔有容忍之心。当然，除了饮食之外，谭老还强调长寿就要心胸开阔、豁达，要有容忍之心及将生死置之度外。第三，喜好书画健康益智。谭老的长寿，也与此分不开。第四，每天读报及锻炼身体。因此，坚持锻炼身体，坚持用脑，以及保持乐观精神也是谭老的长寿秘方。

养鸟如同钓鱼，其乐趣不单单在欣赏鸟的毛色、鸣叫和形态上，平日对小鸟的饲养管理更是一种乐趣。老年人养鸟、喂鸟、逗鸟，提着鸟笼在林间遛鸟和放鸟，是一种享受。在阳台上或厅堂前挂上几只玲珑别致的鸟笼，养几只色彩鲜丽的小鸟，对居住在高层楼房的老年人而言，再合适不过了，这可有效保护老年人的视力。

鸟类一直以来都是人类的朋友，是天空中的精灵。很多鸟类羽毛艳丽、鸣声清脆悦耳，不仅可以美化人的生活，而且能够让人心情舒畅，尤其对于生活孤独的老年人，养鸟更加具有特殊的作用。

1. 养鸟健体又益智

养鸟的老人会为了给自己的爱鸟买一只合适的鸟笼而到处转悠、精心挑选，会耐心、细致地配制鸟食，并且会在特定的时间里拎着鸟笼到环境清静幽雅的地方去遛鸟，整个人都处在一种活动的状态中，而且拎着鸟笼遛鸟的过程，老年人的身体也配合着做各种运动，这样既锻炼了他们的体力，起到健体的作用，又有益智的效果，促进大脑的活动。

2. 愉悦身心

观看小鸟美丽的羽毛，听到它们动听的歌唱，会给人带来喜悦的心情。尤其是老年人，当看到自己耗尽心思喂养、训练的小鸟可

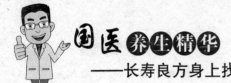

爱、懂事又听话的时候，他们会产生一种强烈的满足感，这对于老年人的精神健康极有好处。而且把大自然中美丽的动物带在身边，会激发起他们对大自然和生活的热情，对于老年人的怡情、养生、愉悦精神都有很大益处。

3. 充实生活，消除孤独

把小鸟当作宠物养在家里可以充实老年人的生活，让他们寂寞、枯燥的老年生活充满乐趣，从而也可以消除他们心理上的孤独。老年人茶余饭后遛遛鸟或逗逗鸟，教它们说话或者训练它们其他的本领，既是对自己的一种考验和挑战，也是一种娱乐和消遣，这会带给老年人极大的生活热情和动力，振奋老年人的精神，让他们充满活力，有助于他们身心的健康。

4. 以鸟会友，扩大交际圈子

老年人由于身体或其他方面原因往往长时间待在家里不出去，也不参加社会活动，缩小了交际的圈子，对身心健康都不利。通过养鸟、遛鸟，老年人可以跟有共同爱好的同龄人交流心得，交流对养鸟的认识和了解，不仅可以增长知识，还可以扩大交际圈，使自己重新回到社会集体中去，对身心健康都有帮助。

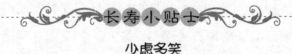

长寿小贴士

少虑多笑

太看重位子，总想着票子，倒腾着房子，放不下架子，撕不开面子，眷顾着孩子……焦虑挂在每个人的脸上。为什么不尝试换种表情呢？4岁的孩子每隔4分钟就会笑一次，成人也应每小时都笑一笑。笑不仅能增进肺活量，还能帮你减肥，给心脏松绑。

莳花弄草，养性又养生

叶圣陶，我国现代作家、政治活动家、编辑家，我国第一位童话作家，享寿94岁。他为何如此高寿？其一，劳逸结合。文人读书写作常常是夜以继日，而叶圣陶则不开夜车，十分注意劳逸结合。他每日都早睡早起，以充足的睡眠保证充沛的精力。工作之余，他很会安排娱乐活动，如听广播、看戏、看电影等。其二，心地开阔。叶老一生结识的同仁、友人可谓多也，杂也，但不论对谁，他都坦诚相待，不伤和气，有君子之风。其三，淡泊名利。叶老淡泊名利，从来不喜欢虚张声势。他远离名利场，不做表面文章。他的淡泊名利，竟使个别人产生误会，认为他对政治冷淡。其四，适当饮酒。叶老爱喝酒，认为酒为百药之长，适当喝酒有益养生，但必须适量。叶老嗜酒，但从不贪杯而忘健康。晚年，他每天喝一两杯黄酒、葡萄酒，以软化血管，舒筋活血。

关于养花的好处，民间有许多谚语，如"赏花乃雅事，悦目又增寿""花中自有健身药""养花种草，不急不恼，有动有静，不生杂病""种花长福，赏花长寿，爱花养性""常在花间走，活到九十九"等，这无一不说明养花有益于健康。

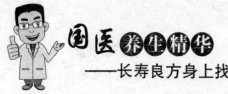

首先，养花能够陶冶人的情操，激发人们对生命的珍爱和对美好生活的向往。当前，人们崇尚回归自然，希望把自然移入室内。在室内种养一些花卉，可以在室内营造绿色氛围，使生活充满诗情画意，对人的精神具有很好的保健作用。常年置身于花的世界，人就会变得清幽高雅。五颜六色的花，从视觉上给人以纯洁、高雅、愉悦的感觉，而错落有致的花枝，又给人一种视觉空间的活泼美感。

其次，养花可以改善人的情绪，使人心情平静。室内摆放花卉，可以使人心情舒畅，情绪稳定，可以帮助人们平复焦躁、愤怒等情绪，从而有利于促进身心健康。绿色植物能够让人感到平静、舒适，粉色的花代表青春活力，使人心境开朗。现代科学证明，花卉是天然的"芳香制造机"，花的香气具有安神定志、调和血脉的作用。如紫罗兰、玫瑰的香味可以使人心情爽朗、愉快；康乃馨的芳香有"返老还童"之妙，能够唤醒老年人对自己孩童时代美好的回忆；茉莉花香给人一种轻松、文静之感。

再次，室内养花更环保，可以清新空气。花卉不仅养眼，而且还充当着天然的"净化器""消噪器""灭菌器""空调器"。植物叶子表面上有无数气孔，可以吸收空气中的二氧化硫、氮氧化物等有害气体，在体内进行新陈代谢后，释放出新鲜空气，有益于人体健康。居室植物则被人们誉为家庭环境的卫士。如吊兰可以清除空气中的甲醛和苯；月季可以吸收空气中的氯气；文竹和马蹄莲可以吸收空气中的二氧化硫。

居室植物还是"吸尘器"。据统计，居室绿化较好的家庭，室内可减少20%的尘埃，室内空气清新宜人。花卉是天然的"空调器"，能够吸音吸热。如果在窗口放置大型植物，可以隔绝噪音，吸收太阳辐射。花卉之所以被称为天然的"灭菌器"，是因为花卉的芳香含有抗菌成分，可以清除掉空气中40%左右的细菌病毒。

此外，养花种草对人的身体健康有着非常重要的作用。一项调查表明，经常从事园艺劳动的人很少生病。这是因为花草树木生长的环境空气清新，负离子大量积累，人吸入后可获得充足的氧气。同时，经常忙于种植、培土、灌水、收获等种植事宜，容易让人忘却其他不愉快的事，有助于调节人体神经系统功能，可以预防疾病的发生。因此，老年人以花为伴，生活在充满芳香的花花草草中，会心情愉快，身强力壮，延年益寿。

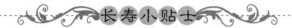

长寿小贴士

旅行途中结识新朋友

到各地旅行能遇到很多新朋友，看看美景，了解新地方的历史，会收获新的人生价值观。结识新朋友可以使头脑清晰，改变思维方式，为生活带来新的希望。

音乐，养生的美容良方

寿星养生 档案

端木梦锡，我国著名国画家，曾被人们称为"梅花老人"，享寿101岁。他年届百岁之时，仍能作画，举办画展。融"院体画"和"文人画"于一炉，在画坛上独树一帜，全在于他上下求索，匠心独运，刻意创新的艺术追求和甘当人

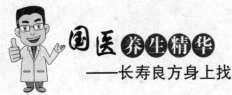

梯的精神。他高风亮节，享受健康丰富的人生。他认为，"生老病死，是不可抗拒的自然规律，然而我培养的学生继续作画，我的艺术生命会无限延长。"他说："人生价值，不是追求个人功名利禄，而是在于无私奉献。钱多不等于命大，为国家为人民做点贡献，才是最大的幸福。"

音乐是一种旋律，一种语言，一种心境，是"欢乐、悲哀、忧郁、幽默、愤怒……等情绪以声音形式的体现"，音乐的魅力可以抵达人的心灵、拨动人的神经，是人在流动的、玄想的体验中浇注心灵的药方，音乐以独特的形式反映了宇宙的本质，也反映了人类的心灵状态，它能广泛而深刻地影响人的身心，具有独特的养生功能。

据许多调查资料显示，音乐家的寿命通常较一般人的要长。比如，卡拉扬活到 81 岁、瓦尔特活到 85 岁、安塞梅特活到 86 岁、托斯卡尼尼活到 89 岁。因为音乐是一种特殊而富有情感表达力的艺术，悦耳动听的乐曲使老年人在悠扬美妙的乐曲声中精神放松，消除紧张情绪，陶冶心志，并且可令人呼吸舒缓，全身肌肉松弛，紧张的大脑皮层得以放松，从而增进人体内环境稳定，使得人们在疲劳的状态下得以身心放松，减少能量的消耗，从而促进机体的新陈代谢。

音乐是一种有规律的声波振动，在优美的乐音和均匀的节奏作用下，人体内各个振动系统，如声带发音、胃的收缩、肠的蠕动、心脏跳动、肌肉收缩等，与其产生有益的共振，起到一种微妙的细胞按摩作用，达到各器官节奏协调一致，改变器官工作的紊乱状态。这让人们在娱乐的同时也在健身益寿，正所谓一举两得。

此外，音乐还具有良好的社会交际作用，不少老年人由于缺少与外界的联系和与人的沟通而常常产生了孤独感和情感障碍，参加音乐活动使他们容易和别人接触，成为联系社会的一种手段，他们有机会和别人共同享受愉悦。有研究者认为，音乐是"移情易性"的最佳手段，对音乐的体验是那些常感到苦闷、抑郁、孤独人们的良药。

音乐，给予老人一种新的寄托，不仅可以用来娱乐，还可以养生益寿、强身健体，是一门不可缺少的中医治疗方式。

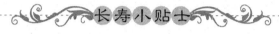

长寿小贴士

吃饱但不要多吃

减掉5%～10%的体重能让血压更平稳，还能减少患糖尿病的风险，并改善脂类水平（降低甘油三酸酯水平，升高高密度脂蛋白水平）。使用这个公式来计算你所需要的热量：你目前的体重（公斤）×12。如果每天从算得的这个值里扣除500大卡热量，你每周将会减掉1磅；如果扣除1000大卡热量，每周则会减掉2磅。每天摄入热量不要低于1200大卡，否则你会丢失掉一些重要的营养素。

宠物做伴，让你远离孤独

寿星养生 档案

张才荣，生于1907年。晚年时，张老依然健康硬朗，这全得益于张老一生爱劳动、爱运动。在军营，他是开荒

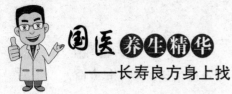

种菜、养猪的好手；转业后，他把部队的这一老传统带到了地方。在工作之余，他还在自己的房前屋后平整土地、种植蔬菜，有时还把种出的菜分给邻居吃。他觉得经常参加劳动，吃睡都香。这样既能健身，又能获得劳动成果，真是一举两得的好事。张老还是一个特别好动的人，不论酷暑严寒，他天天坚持习拳舞剑。晚年，他还增加了做健身操、打门球等体育活动。在饮食方面，张老一贯主张饮食要清洁卫生，定时定量，不暴饮暴食。他不喜欢吃糖果和水果，但对鸡蛋、鸭蛋特别感兴趣，就是手头再紧，蛋类也从不间断。到了晚年，张老每天早上都会吃两个鸡蛋。

人到了老年，身体各脏器发生退行性变化，特别是离退休后社会角色及地位的变化，或子女成家分居，或痛失老伴以及身体健康状况每况愈下，使老年人很少参加社会或集体活动，这就导致老年人普遍产生孤独感。孤独感对老年人的身心健康都极为不利。如果不及时消除，长期下去可能导致严重后果。消除老年人孤独感的方法有很多，而养宠物就是其中一种较为有效的方法。

1. 宠物有助于减轻老年人心理上的孤独

可爱的小动物可以给老人带来欢乐，而且还能帮助老人化解不良情绪。对老人来说，宠物既是他们的助手，更是生活中的伴侣。宠物就像是讨人喜欢的孩子，当主人回到家时，它们会在门口表示欢迎。它们还会和主人一起散步，一起读书和工作，一起坐在沙发上看电视。对于老年人来说，这种相互间的交流可以减轻甚至弥补家人和朋友来访次数减少而造成的孤独。

2. 老年人该如何与宠物和谐相处

生活中的压力，比如失业、亲人死亡、婚姻不和等，不仅会增加患上心理疾病的概率，还会增加患上一些躯体疾病的可能性。而养宠物可以减轻这些压力。美国一位研究人员认为，在老年人群中，丧偶是发生频率最高、最让人感到抑郁和孤独的事件。因为宠物可以陪伴和保护老人，给老人带来快乐，并毫无保留地给予爱，因而能够促进老年人的身心健康。养宠物对老人十分有益，但是老年人也有必要了解一些注意事项，以便更好地与宠物和谐相处。

（1）选择适合自己的宠物。老年人由于身体条件的限制，所以要谨慎选择宠物，最好选择适合自己的品种。比如，在选择猫类宠物的时候，老年人比较适合选择较小而又乖巧的猫咪，可以选择波斯猫、喜马拉雅猫、埃塞俄比亚猫、美国短毛猫等；在选择犬类动物的时候，老年人可以选择不需要太多运动的小型犬或是服从度非常高的中型犬，可以选择犬类中的北京犬、贵妇犬、可卡犬、西施犬、八哥犬等。

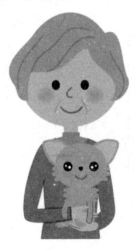

（2）不要太溺爱自己的宠物。老年人非常喜欢宠物，常常像疼爱自己的孩子一样溺爱它们，这很容易让宠物养成一些坏习惯，如挑食、调皮等。其实猫和狗都具有很强的可塑性，只要从小就对它们进行训练，规范它们的行为，它们就能适应人的生活规律和作息时间，并减少对家人和邻居的影响。

（3）不要过于依赖宠物。宠物的寿命通常只有十几年，和任何其他美好的事物一样，在拥有的同时，也存在失去的可能性。当宠物离我们而去，应以积极乐观的心态来面对。针对这种情况，国外经常推荐这种方法：即在宠物年老多病时再养一只，这样当离别的时刻到来时，新的宠物可以抚慰主人受伤的心灵。

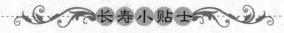

长寿小贴士

侧身睡觉

睡眠呼吸暂停会严重影响睡眠质量，使人白天更加疲劳，身体抵抗力下降。瑞士伯尔尼大学附属医院最新研究发现，侧卧可减少睡眠呼吸暂停现象，可以有效保证睡眠质量。

心病心药医，长寿伴左右

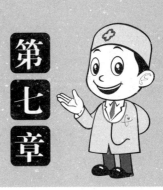

第七章

　　"解铃还须系铃人，心病还要心药医。"在现实中，人们最大的敌人和困惑，不是别人和环境，而是自己。于老年人而言，一旦心理活动出现衰退、偏差和障碍，就会影响到健康。了解一些心理学，及时通过自我调节来纠正，指导自己过好晚年生活，并增强获得心理健康因素的信心。如此一来，不仅有利于正确处理家庭生活，还可以增进生活情趣，预防身心疾病，让长寿伴你左右。

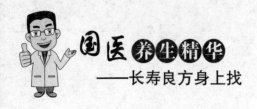

心态好，人不老

寿星养生档案

　　袁枚，我国清代中叶的著名文学家，享寿82岁。袁枚从青少年时代就热爱大自然，常在风光秀丽之处构思诗文。中年之后脱离官场，过着逍遥自在的生活，游山玩水达40年之久。70岁还从安徽、江西，到广东、广西、湖南游了一大圈，途经风景胜地黄山、庐山、罗浮山、桂林、洞庭湖，一路寻幽访胜。回家之后踌躇满志，写下："自觉山水胆足夸，年赴七十走天涯。公然一万三千里，听水听风笑到家。"袁枚80岁时仍然能徒步登山，步履稳健。清代学者为其80大寿写的两句贺词是："八十精神胜少年，登山足健踏云烟"。加上他心情怡静，乐观无忧，使他享有如此高龄。

　　"人生百岁不稀奇、八九十岁笑嘻嘻，七十还是小老弟，六十睡在摇篮里"。世界卫生组织认为，每个人的健康与长寿，决定于自己的生活态度、健康行为、合理运动、饮食平衡以及心理调节等，是人类恢复自然生命的长寿方向。衰老是不可抗拒的，但延缓衰老、健康长寿又是可以做到的，其关键就是要有一个好心态。如果你想要度过一个健康、长寿的晚年，自然离不开好心态。

　　常言说得好，"不怕年龄大，要穿花大褂；不怕脸上皱纹多，首先心理年轻化。"心态决定命运，良好的心态是长寿的第一要素。世界卫生组织调查发现，人的健康长寿10%取决于社会因素，8%取决于医疗条件，7%取决于气候因素，60%取决于自己，而60%中至少有一半取决于个人的心态。由此得出一个结论：健康的一半是心理，心理平衡才是健康、长寿的基础。

良好的心态能促进人的健康长寿，这是有充分的科学依据的。医学家和心理学家经过长期研究发现，一个人如果胸怀坦荡、乐观开朗，一方面，能兴奋人体免疫功能，促进机体分泌有益健康的酶、激素和优质的神经递质，激活正能量。另一方面，还能使人体各种组织器官的功能调整到最佳状态，有效抵制致病因素，进而促进健康、延缓衰老。

美国耶鲁大学研究发现，老年人对自己变老的趋势采取何种态度，对其生命的长短甚至比血压、胆固醇等生理因素产生的影响更大。积极的心态有助于延长生命，消极的心态则会加速衰老。精神状态不佳，容易导致免疫功能降低，不高兴和开心时，内分泌的物质不同。不高兴时，分泌的是肾上腺素，这是一种应激激素，会导致血管收缩、血压升高，长期过量分泌，会导致高血压、心脏病等。而开心时分泌的是内啡肽，它能使人心情愉悦。所谓"笑一笑，十年少"，就是这个原理。

据统计，在消化系统病族中，因不良情绪致病者33%，在心肌梗塞中占30%，这足以说明忧愁对人体的危害。另外，坏心情还可能引发高血压和更年期疾病。更为严重的是，忧愁还会促进癌组织的形成和发展。美国著名的心理学家亨特博士患有冠心病，他脾气暴躁，生前常说："我的生命迟早会葬送在一个惹我动怒的坏蛋手里。"果不其然，他在一次盛怒中心脏病猝发而亡。

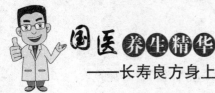

长寿研究认为，最能致人短命的要数不良的心境和恶劣的情绪。比如，忧虑、颓废、憎恨、怯懦等。因此，老年人要做到遇事不惊恐、不暴躁、不过怒，才能真正认识到晚年生活的价值和意义所在。

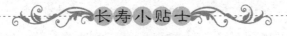

长寿小贴士

少肉多豆

我们身边有不少"肉食动物"，汉堡、烤肉、烤鸭、红烧肉，顿顿无肉不欢。按"膳食平衡宝塔"的建议，一个人每天最好只摄入瘦肉75克，即一副扑克牌大小的一块。其一，体力劳动者、男性可以多吃红肉；其二，脑力劳动者、女性及身体机能退化的老人，应多吃白肉；其三，患有肥胖、心脏病、高血压等的人，更应少吃肉，多吃豆制品。豆子被称为"地里长出来的肉"，特别是用大豆做的各种豆制品，比如水豆腐、豆腐丝、豆腐干、豆腐皮之类，都是提供蛋白质的好食物。

跟老年"亚健康"说拜拜

寿星养生 档案

刘海粟，我国著名国画大师，享寿99岁。他在九十多岁时仍然精神矍铄，思维敏捷，说起话来滔滔不绝、铿锵有力。刘老的养生之道可分为两个方面：一是在精神方面，他常用"老骥伏枥，志在千里"自励。在晚年所做画幅的题款中有"百岁开一""年方八十八"等字样，不以老为老，豁达乐观，童心犹存。二是在物质方面，他说："人家能吃，我也能吃，并无什么戒忌。"刘老的养生之道，有人归纳为十六个字：宽宏大量，宠辱不惊；美食当前，照吃可也。

大多数人都认为"亚健康"这个现代病，是现代年轻人的通病，认为老年人特别是退休的老人，每天逍遥自在、养尊处优，哪里会得现代病。其实，人们都忽略了一点，如今的老人并非生活在世外桃源，现代生活同样会带给他们压力和紧张，而且并不次于年轻人。所以，导致年轻人亚健康的那些因素，同样也可以推逐老年人进入"亚健康"状态。

据统计，老年人患各类心理疾病的人数已从3年前的8%升至现在的19.9%，而其中尤以患神经官能性恐惧症、忧郁症和综合焦虑症居多。大量资料证实，长期劣性情绪是造成亚健康的主要根源。如果情感刺激过于强烈，便会进一步导致心身病态：焦虑、抑郁、精神分裂；心跳加快，血压升高，机体免疫力下降，引发多种疾病；暴怒甚至导致脑溢血、心肌梗塞……

老年人之所以会出现心理失常、心病缠身等心理"亚健康"现象，主要原因有三个方面：一是有一些老年人总喜欢没病找病，"对号入座"，结果使本已脆弱的心理变得更加脆弱，从而导致忧郁症的出现。二是各类纷繁复杂的家庭矛盾，成为老年人心理疾病的"导火线"，由此而感发严重的官能性恐惧症。三是不少老年人从工作岗位上退休回家后，无所事事，闲得无聊，于是整日心事重重，一旦

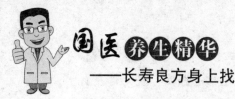
遇到一些不如意的生活小事，心理疾病便会"一触即发"。

如果亚健康的老年人长期不注意自己的健康状况，身体免疫力将会出现下降趋势，感染疾病的几率也会增大。不过，老年人在摆脱"亚健康"的同时，需要注意四大关键。

1. 克服不良生活习惯

不良的生活习惯，会导致如肿瘤、心脑血管等疾病。吸烟、过度饮酒、高脂肪或过量饮食，缺少运动，睡眠不足，不吃早饭等不良生活习惯，都会使健康的身体逐渐转变成亚健康状态，最后导致各种疾病发生。因此，必须摒弃那些有损于健康的不良生活习惯。

2. 加强身心健康

如果一个人心理压力过大，将会导致心理失衡，神经系统功能失调，内分泌紊乱，从而引起各种疾病。因此，保持健康的心理状态，提高心理素质，是抵御疾病的有力武器。

3. 有针对性地选用保健品

已处于亚健康状态的人，要学会自我保健，自我防护，及时冲出亚健康状态。首先，要找出关键原因，并及时纠正和避免。其次，检查下是否有良好的生活习惯及健康的心理状态，是否及时消除了疲劳。最后，对于老年人来说，要适当地服用一些保健品，消除或避免亚健康状态，这也是十分有益的。

4. 消除疲劳，提高身体素质

经常感到疲惫不堪，是典型的"亚健康状态"。长时间超负荷工作，再加上夜生活过多，会产生疲劳的积累——过劳。过劳会损害身体健康，是健康的"透支"，长期下去必会引发疾病。另外，还要注意合理安排工作、生活，做到劳逸结合，并进行有计划、有针对性的锻炼，提高对疲劳的耐受性的同时，也能提高身体素质。

俗话说得好，"防患于未然""御隐患于身体之外"。对于步入老年的人，必须要对自己的身体负起责任，摆脱亚健康刻不容缓。

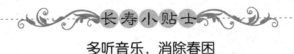
长寿小贴士

多听音乐，消除春困

在日常生活中，平和体质的人可以选择一些优美、畅快旋律的轻音乐，有助于保持阴阳平衡，消除春困。春暖花开、艳阳高照，但有些人却昏昏欲睡、无精打采，这就是"春困"。春困是人体生理机能暂时不能适应环境的变化造成的，并不是睡眠不足，也不是病。为更快地适应外界环境的变化，应调整心态，用听音乐来培养积极乐观的情绪，从而改善血液循环，增加脑部供血，大大减轻或消除春困。

做个"老顽童"，越活越年轻

寿星养生 档案

钱穆，被誉为"中国最后一位国学大师"，享寿94岁。钱穆自幼体弱多病，由于祖父和父亲都英年早逝，因此他尤其注意养生之道，是依靠自身努力而长寿的典范个案。他坚持练习静坐，使精神处于自由开放的状态，同时又保持宁静与松弛，肌肉也可以得到放松，呼吸自然顺畅，从而达到益寿延年之目的。此外，气功、冷水浴、棋艺、音

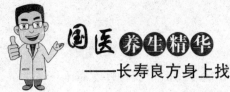

乐、花卉、游览等多种兴趣爱好，对他的养生亦大有助益。
值得一提的是，他在晚年得到了知己贤妻的悉心照料。他
认为，人生不寿乃一大罪恶。

在电视剧《射雕英雄传》中，有个叫周伯通的老顽童，他向来
天不怕地不怕，不争名不争利，整天嘻嘻哈哈，贪玩好动，寿高近
百岁。众所周知，贪玩是孩子们的天性，但并不是孩子们的"专
利"。若是老年人能"贪玩"，且"善玩"，则对身心健康十分有益，
也是养生保健的好方法。

1. 会玩的老人更长寿

事实上，几乎所有高寿的老人都有自己的一套"玩法"。世界著
名科学家牛顿，在他年老后，最喜欢用麦秆对着阳光吹肥皂泡，绚
丽的色彩总能让他如痴如醉。"玩"可帮助老年人训练大脑的灵敏
度、减缓记忆力衰退。另外，适当的外出活动还能增强老年人的肺
活量和血液循环，减少心血管疾病的发生。最为关键的是，玩还能
帮老人摆脱孤独，心里通达敞亮，自然有利延年益寿。

2. 爱玩的老人精神好

一群老人们一起出游、跳舞、打球、遛鸟、写地书、下棋，不
仅锻炼身体，精神状态也大不一样。即使不出门，很多老人也有自
己的玩法，比如，读书品茶、织毛衣、养花草、写大字、画山水等，
都能让他们忙得不亦乐乎。此外，十字绣也是非常适合老年人的娱
乐，不仅手眼脑并用，绣好的作品还能带来很大的成就感。当然，
玩也不能只局限在家里，老年人应该多和朋友一起外出，比如唱歌、
跳舞、摄影等，多参加各种社团活动，给单调的老年生活增添一抹
色彩，十分有益身心。

3. 贪玩不只属于年轻人

有些老年人非常喜欢上网、聊 QQ、玩微信，却总是偷偷摸摸的，怕别人说自己"到老还瞎折腾"，其实完全不用顾及这些。在保证健康和安全的前提下，所有新事物老年人都应该尝试着"玩"。比如，上论坛发帖、用数码相机拍照、用微信分享朋友圈等，老人都可以尝试。很多老人对家居布置情有独钟，自己制作挂饰靠垫、养花养草、粉刷墙壁，不仅可美化居室，对手脑也是很好的锻炼，能预防老年痴呆。此外，听音乐、跳舞，也能够有效刺激老年人的反射神经，还能愉悦心情。

4. 老年人更该有"玩心"

老年人尤其要学会培养自己的"玩心"。不少人退休后，要么觉得失去了生活目标，做什么都提不起兴趣；要么围着儿孙转，甘愿做家庭保姆，也不愿意为"玩"多花什么心思。而且对于我国老年人而言，即便有玩心，也玩得很拘束。相比之下，国内老年人认为，"人越老就得越稳重"，而国外老年人却以当"老顽童"为傲，从不约束自己。

综上所述，年纪越大，就越该放得开。如果年轻时不敢想的事情，到老依然不敢尝试一把，那将会成终生的遗憾。做个"老顽童"，不仅可以找回自信和快乐，还可以让你越活越年轻。

长寿小贴士

老年人要多参加社交活动

老年人既要注意联系老朋友，又要善交新朋友，要经常和好友聊天谈心，交流思想感情，做到生活上互相关心体贴，思想上沟通交流，在集体活动和人际交往中取长补短，汲取生活营养，使自己心情舒畅、生活愉快。

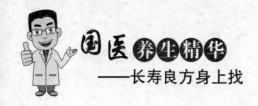
认老，不代表服老

陈春清，享寿102岁。陈老百岁之后，依然鹤发童颜，消瘦灵敏，精神矍铄。他的思维非常清晰，过去多少年的事都记得很清楚。当问及陈老晚年的生活习惯时，陈老认真地说："我一辈子不抽烟、不喝酒，对酸的、辣的都不感兴趣，但罐头、糕点、水果常年不断。"陈老的晚年也很幸福，可以说是五世同堂。他们夫妇生育了5男2女。在他百岁大寿时，家里有一百多口人前来祝寿，热闹非凡。老两口尽情地享受晚年的天伦之乐。他的一个儿子说："我父亲生活特别有规律，每天开大收音机听新闻，晚上还戴着花镜看电视。近两年因岁数大不出屋了，但在室内也每天活动三次以上，早上6点起床先晃腰，再击拳、踢腿，活动半个小时。"陈老解释说："不活动活动就觉得腿不听使唤。"

每个人都希望自己青春永驻，但岁月却是无情的，不会偏向任何一个人。随着时间的流逝，对任何一个人来说，衰老都是迟早要面对的。然而，有一些老年人却总是存在着这样一种"矛盾心理"：明明已经感受到"衰老"的来临，可有时候却又偏偏不承认自己已经衰老，做一些老年人不该做的事情，目的只有一个，只

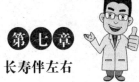

为了证明自己还年轻。

其实，既然进入老年期，就应该承认自己的衰老，不知老、不认老，非常不利于身心健康。因为老年人的体力和精力都是有一定限度的，如果忘记了自己的年龄，不自量力地蛮干，用力过猛、超体力劳动或连续时间过长，都有可能会损伤身体。轻者，会引起腰背部肌肉劳损；重者，很可能会损伤内脏，甚至引起内脏出血瘀血等。即使是下棋这样简单的娱乐活动，虽然它并不属于体力劳动，但是连续数小时的鏖战，也会使人精神疲劳，同样不利于身心健康。

此外，人到老年，脑力与年轻人相比，显著下降，而且很容易遗忘事情，对外界事物反应迟钝，应付问题的能力也没有年轻人强。所以，老年人要认老，了解自身的特点。这样一来，在处理问题或者做事时就会量力而行，不会一味地逞强。比如，单位让退下来，就不会坚持不走；单位请去当顾问，就会注意到这是荣誉称号还是实际需要，而不会对眼前的工作指手画脚；至于在家里，当与小辈的看法、爱好不同时，也不会把自己的观点强加于他们，而老人自己的心胸也会变得宽阔，不会因子女不听话而耿耿于怀。

诸多事实表明，人到老年应有自知之明，知老认老。但这并不意味着生活之弦就可立即松弛，以致整日哀叹自己"老了，不中用了"，然后把青年时代的一些兴趣爱好弃之一旁，社交活动也相对减少，甚至放弃自己的理想和追求。实际上，这种精神上的衰老会加速生理上的衰老，使人很快变得老迈、衰颓。

另外，老年人要多参与社会生活，不仅可以增加经济收入，最重要的是可以增加安全感，增强自尊心，是一种精神享受。所以，老年人如果有发挥余热的机会，切不可放弃，不要总觉得自己已经

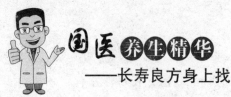

没有用了，应尽量争取多做一些事情，证明自己并不是社会和家庭的累赘，也并不是在"拖日子""等报到"。

总之，人到老年，在精神上既要认老，又要不服老，要让自己的日常生活更充实，让自己的精神世界更富有诗意。

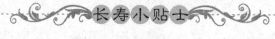

长寿小贴士

少食多嚼

想管住自己的嘴，不妨尝试以下几招：在感到有点儿饿时开始吃饭，而且每餐在固定时间吃；每次少盛一点，或使用浅盘和透明餐具；吃饭至少保证20分钟，因为从吃饭开始，经过20分钟后，大脑才会接收到吃饱的信号。一般来说，每口食物咀嚼15～20次，有助于消化，避免发胖，还能缓解紧张、焦虑的情绪。吃饭的时候，不妨用小汤匙代替筷子，或者轮流使用勺子和筷子吃饭，这样即使想快也快不起来，保证每口食物都能充分咀嚼。

让"心理感冒"远离你我他

寿星养生档案

叶辛，生于1949年，我国著名的作家。叶老不仅文采好，对于养生保健也有独特的见解。一是独特的养生之道，为了一直保持身体健康，他总结了一套独特的养生方法，即站立悬肘练书法。不管如何繁忙，他每天都要站在桌前用30分钟时间悬肘练毛笔字。经现代医学专家研究表明，可使人长寿的20种职业中，书法名列榜首。练书法时，必须排除杂念，凝神静气，物我皆忘。正是这种书写状态会激活大脑神经细胞，使全身血气通融，达到强身健体之功效"。二是心理调节至关重要。叶老认为，要使自己保持健康的身体，除了必要的锻炼、合理的饮食外，心理练习、心理按摩、心理调节也十分重要。叶老还认为，一个人在人生道路上，难免会遇到困难和不幸，而此良好的心态至关重要。如果通过心理调节，能很快恢复平静，这样就能避免不良因素对身体的侵袭，使自己的健康始终保持在高水平。

在日常生活中，有时会出现这样一种现象：有的人原来活蹦乱跳，突然间却变得闷闷不乐，郁郁寡欢；有的人原来学习、工作热情高涨，只因一次"受挫"就总是叹气，甚至悲伤、流泪；有的人因工作中碰到问题，或家庭遇到困难而情绪低落，更有甚者还会伴有失眠、食欲不振、工作效率变低……怎么解释这种"心理感冒"现象呢？

感冒，是人类的一种多发病、常见病，人的身体经常会感冒。同样地，人的心理也会患上"感冒"，只不过表现形式不尽相同罢了。"心理感冒"，常由于外界环境、气候以及人际关系的变化而发病。说简单一点，其实就是指患有轻度抑郁症的精神病患者。患上"心理感冒"的人，总会感到情绪低落、兴趣丧失、记忆力下降。简而言之，就是"什么都不想干"。

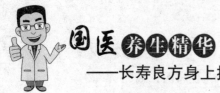
据世界卫生组织估计，全球每年有 5.8% 的男子和 9.5% 的妇女，会经历一段时间的抑郁，患上"心理感冒"。比如，失恋、工作不顺利、升迁受阻、身患疾病等，都会引起心理抑郁。处于抑郁症状态的人，不仅会感到情绪低落，或烦躁不安，对平常喜欢的事也提不起兴趣、注意力不集中、记忆力减退、思维迟缓，有时还会自责内疚，严重时甚至有自杀想法和行为。所以，被称为"心理感冒"的抑郁症目前已成为世界第四大疾患，预计到 2020 年，"心理感冒"可能会成为仅次于心脏病的第二大疾病。

当然，"心理感冒"又并非单纯心理问题，而是有一定生物学基础的器质性疾病，因大脑中缺乏一种或多种神经递质所致。如果得不到及时的治疗，"心理感冒"则可能会转变成"心理癌症"，最终走上绝路。所以，当遇上这种特殊的"感冒"时，千万不要忽视它，要运用以下四种方法进行自我紧急自救。

一是健"心"法。"心病"还需"心"药医，培养豁达的人生观是最有效的预防抑郁症的方法。遇事泰然处之，不要强化自己是患者的意识。此外，对自己的要求也不要过高，及时肯定自己的成绩。

二是运动法。运动锻炼是一种有益于身体的心理宣泄方式，连续性的动作可以排除抑郁者共有的孤独感。

三是交友法。良好的社会支持会在人的周围形成一个健康的氛围，有利于摆脱心理失衡，使思维正常运作，走出心灵的误区，走出失落的世界。

四是转移法。适度紧张有序的工作，丰富充实的业余生活，不仅会避免抑郁的滋生，令生活更加充实，还能进一步改善人的情绪和抑郁心理。

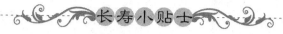

每晚少看1小时电视

看电视的时间越长，人体处于静坐不动的时间就越长，肌肉得不到锻炼，热量得不到燃烧，自然患病的风险也就增大了。如果能一边看电视，一边锻炼，患病的风险也就会逐渐降低。

退休，也会"退"出病

启功，我国著名的书法家和古典文学专家，享寿93岁。启功最主要的长寿心经：一是幽默乐观，无论是身处逆境还是身患疾病，他都能谈笑自如，一切烦恼不快，笑后烟消云散。二是书法养生，怡情适性，强身健体。一直以来，启老都保持着宽容大度的处世态度。正所谓，童心未泯，"去留无意，闲看庭前花开花落；宠辱不惊，笑看天上云卷云舒。"他认为，只有保持平和的心态，宠辱不惊，才能健康长寿。

许多人还没退休时盼退休，真正退休后却又怀念以前忙忙碌碌的日子。不难发现，有一些老年人自退休后回到家里，却突然无缘无故闹起了病。轻者，老人会感觉浑身上下不舒服，头晕眼花，晚上睡不好觉，夜里也总是噩梦连连；重者，还有的老人因此患上了

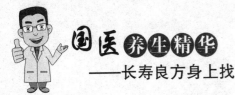

高血压、心脏病、前列腺肥大、胃窦炎等症。总之，似乎自从退休后，一些老人的身体就远不如上班时的身体好了。退休人士如果不正视退休造成的困扰，他们便不只会患上心理疾病，还可能由此患上多种生理疾病，这些疾病统称为退休综合征。

退休，是生活中的一次重大变动。试问，谁又能够想到退休居然也能"退"出病来。退休后，老年人在生活内容、生活节奏、社会地位、人际交往等方面，都会发生巨大的变化。一些老年人因为不能适应新的社会角色、生活环境和生活方式，随之出现焦虑、抑郁、恐惧等不良情绪，或产生偏离常态的行为，这种心理障碍往往还会引发其他生理疾病、影响身体健康。

"退休综合征"的主要心理特征是：孤独、空虚和忧郁。这时候，即使是那些原本乐观的老人，也可能变得情绪消沉，因为他们的闲暇时间太多了，实在不知道如何打发。更有甚者，有些老年人还会认为自己没用，与社会也疏远了。与此同时，他们身上的毛病也增多了，健康状况也像决了堤的河水一样，一发不可收拾。有的老年人甚至还产生了末日来临的恐惧。而要想预防这些情况的发生，就要做好以下心理调适工作。

1. 及时转换角色

从有规律的工作型向休息型转换。争取做到随遇而安、知足常乐，才能健康长寿。实践证明，凡是生活充实的人，身心也就容易康健、益寿延年。

2. 运用想象疗法

研究表明，想象疗法可以调节免疫功能，对退休综合征有一定的治疗作用。具体做法是：在安静、舒适的环境中取坐位或卧位，全身自然放松，想象儿童时期去海边拾贝壳，在春天放风筝；想象到繁花似锦的大自然中去听林中的鸟鸣、山泉的潺潺流水声，看蓝天白云。

3. 协调居室颜色

不同的颜色能引起人们不同的感觉，产生不同的心情，合理的室内色调直接影响人的身心健康。阳光不足的房间，可以选择黄色、浅黄色；阳光充足的房间可以选择淡绿、浅蓝色；家庭人口少宜用暖色，人口多宜用冷色。

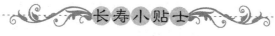

长寿小贴士

吃两倍的果蔬

每天吃 8 份或 8 份以上果蔬的人，患心脏病的可能性要比只吃 3 份果蔬的人低 1/4。这是因为额外多吃的果蔬里含有大量的维生素和抗氧化剂，在提高了免疫系统功能的同时，也有效避免人体过早地开始衰老。

"空巢"，但不空心

寿星养生 档案

李洁生，生于 1913 年，是安徽一名老中医。李老的长寿经概括为以下四点：一是以德养生。李老说，"养生先养德。"他把行医当行善，一生行医 70 余年，从来不分高低贵贱，一视同仁，只要有一线希望，总是竭力相救。二是勤于动脑。李老认为"心为君主之官"，中医所说的"心"

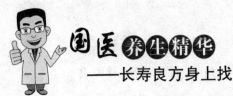

与西医所说的"大脑"有相通之处，大脑乃生命的活动中枢，五脏六腑的功能及肢体活动都由大脑控制，只有大脑健康，长寿才有可能。在勤于用脑的同时，他还喜欢打太极拳、散步，以促进血液循环，延缓衰老。三是节制饮食。李老一生坚持吃饭定时定量，尤其喜欢吃豆腐。他从不大吃大喝，不喜饮酒。他曾说，"脾胃为后天之本，只有节制饮食，爱护脾胃，脾胃才能不生病，吸收足够的营养，补充元气，维护人体的健康。"四是中药保健。李老一生用中药治愈了无数患者，他对中药的疗效深信不疑。到了晚年，更以中药保健为主。

"出门一把锁、进门一盏灯；聊天靠电话，相伴有只狗。"这四句话，即是目前众多空巢老人的真实"素描"。据相关部门统计，截至 2007 年底，南宁市 60 岁以上的老年人已达 83.16 万，占全市人口的 12.17%，且以每年 2 万人左右的趋势递增。在这些老人中，有近四成是空巢老人。为了排解孤独和寂寞，其中有不少空巢老人便选择饲养宠物相伴，并不同程度地患上了宠物依赖症。有的老年人一旦离开了宠物，就会出现抑郁、忧郁，甚至自杀的念头，这些都是宠物依赖症的表现。

从目前来看，我国已迈入了老龄化社会，"老年人问题""空巢户问题"将成为急需解决的社会问题。就部分空巢老人过分依赖宠物的这种现象，与之前相比，现在的老年人已从"生理需求、温饱需求"，逐步升级到现在的"社交、感情、自尊、自我实现"等更高一级的需求。在这些需求里，社交和感情需求是老年人最需要的，但问题的症结就在于：社会对老年人的这一情感需求还没有引起足够的重视。老年人的社交场所少，在大街小巷里，到处可见小孩的书画班、兴趣班、众多的培训机构等，但鲜有人开设适合老年人社交的"书画班、兴趣班"等，主要就是因为大多商家感觉老年人的钱不好赚、经营老人场所利润不大等。那么，如何有效预防和杜绝空巢老人过分依赖宠物呢？

第一，需要整个社会重视和关注现代老年人的"高级需求"，为他们多创造适合老年人社交的、收费低、安全有保障的场所。政府等职能部门更要把"为老年人提供社交场所"作为福利事业来抓，招募更多的志愿者、义工等为老人服务。第二，空巢老人的子女、亲人、家属等，要适当把爱往"上"传递，多和老人进行思想上的交流沟通，不要一味地认为，只要给老人提供丰厚的物质条件就够了，而要多鼓励和带老人出门走亲访友，有意识地为老人寻找一个适合的社交圈等。第三，心理工作者也要多给空巢老人进行义务的心理疏导，多给老人提供陪聊、老年人心理咨询等义务服务。

老年人可以空巢，但不能空心，除了政府、社会、家庭等众多部门要给予他们关爱外，老人们也应主动调整好自己的心态，摆脱孤独、空虚的心理，乐观地面对人生，多培养自己的兴趣爱好，比如下棋、运动、养花、养鸟等，丰富自己的生活，还可以广交朋友，主动与人沟通，减少孤独感与失落感。

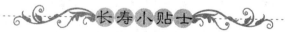

长寿小贴士

多喝苹果汁

苹果汁有助于大脑保持年轻状态。每天只需要喝2杯苹果汁，就能减少认知障碍症患者大脑中黏性斑块的形成。

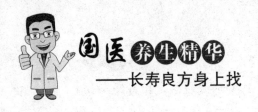
淡化"回归心理"，让健康常在

寿星养生档案

白居易，唐代著名现实主义诗人，享寿75岁。白老在唐代诗人中是最懂养生之道的人。他向来清贫、高洁、爱民、重养德。除此之外，白老还寄情山水，乐以释忧。在唐代诗人中，他创下了"三个新高"：一是寿命高、著作多、文学成就高。在我国古代文学史上，堪称"第一流大诗人"。白老一生足迹遍布半个中国，游览祖国大好河山和名胜古迹，触景生情、尽情抒情托志。此外，白老还主张饮食要素食淡味、要适时适量吃点肉味，这便是他善于养生、协调身心的长寿之道。在晚年，白老除了种花、种树之外，还经常到外面晒太阳、散步、练气功。他养生益寿的独道艺术，可以让人们从中得到一些借鉴和启迪。

人们常说，"好汉不提当年勇"。然而，在现实中，有些老年人却总是喜欢谈"当年勇"，动不动就夸夸其谈、自我吹嘘，说当年的自己多么"有威力""有能力"。说的次数太多了，就连自己家人都开始烦躁了，而他们自己却浑然不觉，依然讲得津津有味。为此，心理学家将这种心理现象称之为"回归心理"，即迷恋过去，喜欢沉浸在过去的回忆中，认为过去总是比现在美好。

一般来说，容易产生回归心理的有两种人：一种是生活中不得志的人，另一种是老年人。前者是对自己的处境不满而又无能为力，只得从过去的回忆中寻找些许安慰。对于老年人来说，"回归心理"是一种不良的心理机制。它不仅会引发人的不良心绪，造成忧郁悲观、烦躁易怒、性格孤僻，还会对老年人生理上产生不良的影响，不同程度地加重各种老年性疾病，对身心健康极为不利。

"回归心理"与一个人受教育程度和性格类型有关。一般来说，若一个人所受教育程度偏低，性格比较内向，这些人似乎更容易产生上述消极情绪，更爱追索过去，让自己沉湎于往事的回忆中，以此得到心理上的满足。尤其对于老年人而言，更是难以控制。这就需要家人多学习和掌握一些老年人生理、心理方面的知识，以帮助老人淡化"回归心理"。如果儿女晚辈们对老年人的特殊生理特征缺乏了解，非但无法与老年人进行沟通，甚至还会产生对立情绪。如此一来，不仅会影响老年人的身心健康，甚至还会引起家庭的矛盾和纠纷。

那么，对于老年人"回归心理"的负面效应，应该采取怎样的对策来进一步淡化呢？首先，要充分理解老人，知道老人心中所想；其次，要循循善"导"，用疏导的方法，转移老人的不良心绪，淡化老人的失落心理。比如，多鼓励老人学习绘画，练习书法，或是帮助老人培养其他新的兴趣和爱好，以分散老人的注意力。同时，还要多给老人找点儿事做，让老人在精力、体力允许的范围内，尽情地发挥余热，让老人感受到自身存在的价值。

此外，还应该鼓励并支持老年人走出家门，饱览大自然的风光。近处，可以去附近的公园逛逛；远处，可以去爬爬山，让老人能够真实地感受到大自然的气息。如果时间允许的话，儿女们可利用假期多陪同老人出游。这样既可以增加亲子感情，又营造了其乐融融的家庭氛围，使老人感到"此处乐，不思蜀"，让健康常在。

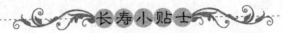

复合维生素饭后吃

生活中吃得精细，会损失大量B族维生素；蔬菜过度浸泡，会泡掉大量水溶性维生素；食品放置时间过长，或油煎、烘烤等烹饪方式都可能减少维生素含量。这时，补充复合维生素就像上了一道"保险"，而且最好饭后吃。叶酸、维生素B、维生素C等水溶性维生素如果饭前空腹吃，很快通过胃进入小肠被吸收，还没完全被人体利用就通过尿液排出体外。维生素A、维生素D、维生素E、维生素K等脂溶性维生素必须溶于脂肪类食物中才能被吸收，如空腹服用，大部分都不能被吸收。

生气发怒，乃养生大忌

宋美龄，我国近代史上一位传奇女性，跨越了三个世纪的百岁美女，享寿106岁。宋美龄少时体质羸弱，所以从小就注重养生。在她生命的最后几年里，她始终头脑清晰、体态轻盈、容颜不衰、耳不聋、眼不花。早年的时候，

心病心药医，长寿伴左右

宋美龄在美国留学长达 10 年，在卫斯理女校接受了系统的西方教育。她对西方营养学及医疗深信不疑，并且形成了"宋氏养生八法"：皮肤保养、灌肠排毒、喜喝白开水和绿茶、头发保养、绘画陶冶性情、常散步助睡眠、养花养心、悟心静为长寿之本。她的养生之道，至今值得人们借鉴。

常言道，"气大伤身"。古今中外，因动大气而得病身亡的例子屡见不鲜。比如《三国演义》中"文韬武略，雄姿英发"的周瑜，就是因为好生气，动不动就发怒，才被诸葛亮连气三遭，最后吐血殒命。

人在生气时，生理上会产生一系列的变化，功能失调，肝气横逆上升，气血上涌，从而导致心跳加快，血压升高，甚至引起心血管破裂而猝死。所以，人在盛气之下罹病与殒命的机理就在于此。从古到今，一些养生专家都在不断地告诫人们：生气，是养生之大忌；宽心，则是长寿的核心。

哈佛大学医学院一项为期 20 年的跟踪研究发现，生气会导致心梗（MI）或急性冠脉综合征（ACS）危险增加 4.74 倍。另一项研究也发现，与善于控制情绪的人相比，健康的爱发脾气者罹患心脏病而死亡的几率高出 19%，爱生气的心脏病患者死亡率更是增加 24%。

对于老年人来说，从工作岗位上退下来，无论是从思想上、生活上，还是习惯上、人际关系上，都会产生一时的不适应，一旦遇到强烈的刺激，就会很容易发怒，这在老年人群中是一个公认的事实。但是，人到老年，体质开始衰退，实在经不起折腾。那么，如何克服这一矛盾呢？

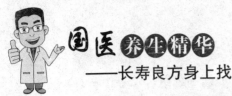

1. 防怒，就是杜绝致怒的因素

影响愤怒的因素有生理和心理两方面。在生理方面，比如"人困则多怒""人嫉则气躁"，这类怒往往误会者多，过后会十分后悔。在心理方面，比如受辱气不顺时的发怒，这类怒多形于内，对身心最为不利。因此。老年人要防怒，必须从认清自我入手。做"现在"的主人，适应新的状况，不再做"过去"的奴隶。这就需要老年人知道：留恋过去就等于忽视现在，是在自寻烦恼。

2. 制怒，就是克制愤怒来临时的骚乱

（1）学会容忍。正如俗话所说，"大肚能容，容天下难容之事；开口便笑，笑世上可笑之人。"所以，老年人既要讲原则，更要宽宏大量。

（2）懂得自反。百怒之源，起之于辱。老年人不妨反躬自问：自己是否有被辱之处？善意者不应发怒，恶意者不值得怒。这就如同被疯狗咬，向疯狗发怒又有什么用呢？

（3）善于自解。首先要远离引起不愉快的现场，其次可以到外面走走，看看美景，散散心。如果引退困难，就要克制自我，举手时先伸缩指头 10 下，开口时先转绕 10 圈舌头，其气就算是全消不了，亦去了大半。

所以，千万不能让生气吞噬了健康。可是一些人总是把脾气暴躁看成一个人的性格特征，认为生气发怒没什么大不了的，但长此以往势必对健康造成一定的伤害。对于老年人来说，更需要控制好自己的情绪，选择合适的时机，以其他更加健康的方式来宣泄自己的情绪，才能够让自己活得更健康、更长寿。

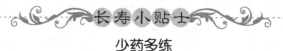

少药多练

不管平时多大方，吃药时最该"抠门点"，遇到伤风感冒这样的小病，最好扛一扛，别随便吃药。老年人还应遵守"岁加量减"的原则，60岁以上的老年人，其用药量相当于成人用药量的3/4，不可自行增加，并且同时最多只能服4种药。如果没有养成锻炼的习惯，吃药也等于白吃。最新研究显示，只要每天坚持锻炼15分钟，平均可延寿3年，比如快走、慢跑、骑自行车等，都称得上最好的"药物"。

"看得开"，老人的幸福秘方

臧克家，近代杰出诗人，著名作家、编辑家，享寿99岁。臧老不仅是我国文坛上一颗璀璨的明星，也是当代三大耄耋文豪（巴金、冰心、臧克家）之一，更是养生有术的大寿星。

臧老91岁高龄时，在接受记者采访时，他把自己的长寿之道归结为："思想大门洞开，情绪轻松愉快，锻炼、营养、药物，健康恢复快哉。"这便是他几十年来与疾病斗争的写照，也是养生经验的总结。

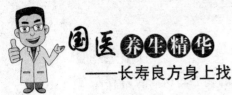

人的生命是自然界最美丽的循环，正如春夏秋冬四季更替，亦如花开花谢，木荣叶枯。老年人要看开，有所顿悟。事实上，古今中外，没有一个百岁老人是心胸狭窄、脾气暴躁、小肚鸡肠、爱钻牛角尖的人，这就说明了步入中老年以后大多数人都能随着自己阅历的丰富而心胸开阔、大彻大悟，这对于健康长寿是极其有好处的。

1. 人老心不老

在人的一生中，晚年比童年、少年等任何年龄段的时间都要长。这就要求老年人有人老心不老的信心，决不能被悲观的思想打倒。如果一个人对未来感到悲观，那么他的晚年生活就会在痛苦中度过。

2. 人老心境宽

心境宽广，才能大度处世。有的老年人特别迷信"坎儿"，常见的说法是"七十三，八十四，阎王不叫自己去"，这其实是自己吓自己。其实，只要在自己生命中的每一天，都乐于奉献，发挥余热，活得充实，心情愉快，这就足够了。

3. 学会宽容

有的老年人个性倔强，特别多疑，不相信别人，导致自己比较孤僻，特别不容易与人相处。这对老年人的身体健康和幸福会有负面影响。要学会对别人宽容，尤其对年轻人的追名逐利、金钱至上、追求大富大贵的行为有一颗平常心，因为不同的年龄阶段本该有不同的追求。

4. 寻求寄托

当感觉生活空虚无聊的时候，培养兴趣爱好是消除孤僻郁闷、丰富老年生活的好办法。精神上有寄托才能乐而忘忧，提高生活质量，增强生命活力。俗话说"活到老，学到老"，如果原本缺乏兴趣

爱好，这时候也还来得及培养。

5. 体内调和

人到中老年，要有稳重的气质，要养成处事不急不躁、遇事不慌不忙、闻事不大喜大悲的心理承受力。老年人在平时的饮食、起居、劳作、性生活方面要注意体内调和。阴阳失调、气血不和、经络阻塞，是导致疾病的罪魁祸首。

6. 人老不逞强

老年人要有"服老"的精神。我们常说的"人老心不老"是指心理和精神面貌的年轻，并不是要老年人奋不顾身、事事冲在前面，做那些力所不能及的事情；相反，由于年龄的增长，人体的生理结构发生变化，组织、器官衰老退化，很容易使自己处在危险的境地。要记住人老别逞强，这也是从另一个角度所指的"看得开"。尤其是一些重体力活，不要以"当年……"为借口拿身体作赌注，你的英雄时代已经过去，一切都要悠着点来。

7. 欣赏夕阳红

有句诗是"夕阳无限好，只是近黄昏"。前半句描绘得非常美好，但是后半句就带有遗憾的味道。对于老年人来说，如果不是以悲观的态度，而是以乐观甚至是欣赏的态度来看待晚年生活，就会看到人生的晚霞格外漂亮。

著名作家李国文先生说得好："不要怕被人遗忘；不要怕受到冷落；不要不识时务地抛头露面；不要怕失去讲话的机会；不要怕后来人否定自己，长江后浪推前浪，这是必然的真理……"做到这些，才能保持一颗平和、淡泊之心，不以物喜，不以己悲。而这才是老年人拥有健康、幸福的秘方。

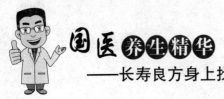
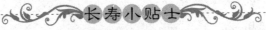

长寿小贴士

醒后躺2分钟再起床

据不完全统计，每年有超过200万人死于中风。在中风和猝死的病例中，25%左右都是在清晨起床的一刹那发病。因此，早晨醒来，不要急于起身，应在床上静卧2~3分钟再坐起来，坐2~3分钟后再站立起身。卫生部首席健康教育专家洪昭光解释说，"闪电式"地从卧位变为坐位，甚至下床活动，很可能会因为血压迅速变化引起脑部急性缺氧缺血而跌倒。

关注生活点滴，活过百岁不是梦

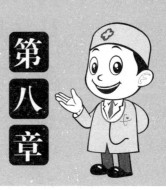

第八章

　　"生活有节，起居有常。"合理地安排起居作息，妥善处理生活细节，保持良好的习惯，建立符合生物节律的活动规律，是保证健康长寿的前提条件。长寿并不是传奇，它和环境、个人的身体素质有密切关系。只要人们从生活中的点滴做起，保持一些良好的生活习惯，就可以健康长寿。

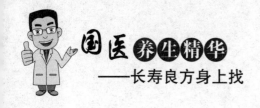
日常起居，防脱发有妙招

　　蒲松龄，清代小说家、文学大师，还是横跨医文两界的养生学家，享寿 76 岁。这与他懂医术，饮药茶，有规律的锻炼和生活，始终保持充沛的精力不无关系。蒲松龄的养生之道概括为四点：其一，善于自我养生保健。蒲松龄主张"恒劳而知逸"，认为"以劳为福，以逸为祸也。"其二，热衷饮茶。蒲松龄爱喝桑菊茶，为了制茶，他还在住宅旁开辟了药圃，种菊栽桑、养蜂，自己配制了一道养生"蜜饯菊桑茶"。其三，常饮米粥。食粥有益健康，食粥能畅胃气、生津液，有益营养健身。其四，玩石是蒲松龄的养生经验之一。他的家乡群山突兀、多奇岩怪石。他常奔攀其中，玩石成癖，并留下不少把玩石头的诗文。蒲松龄"以劳为福"，坚持锻炼，有良好的生活习惯，常饮药茶，喝粥，有适合自己的爱好，始终保持充沛的精力，值得人们借鉴。

　　随着年龄的增长，脱发逐渐成为人们日常生活中的一个阴影。老年人头发脱落，这本是人体新陈代谢的正常生理现象。然而，有的老年人的脱发现象却十分严重，经常是一洗头，就会大把大把地

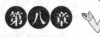

掉头发。之所以出现这种情况，有的人可能是属于病态，但大多数并不是病态，也不需要诊治。只要从日常生活起居做起，"脱发症"就会不治而愈。

1. 防脱发妙招一：保持饮食中的营养平衡

有益于健康的饮食应该是维生素和矿物质含量丰富而饱和脂肪酸含量低的食物，如绿色蔬菜、水果以及蛋白质含量高的鱼、家禽、瘦猪肉和牛羊肉等。现代营养学家研究证明，缺乏铁、铜等矿物质，会引起头发过早变白，应多吃动物肝脏、蛋黄、黑芝麻、核桃、黄豆等；头发脱落过多应补充蛋白质以及钙、铁、硫等多种微量元素，如黑豆、蛋、奶、黑芝麻等食物。此外，过多吃甜食、脂肪，会促使体内血液偏于酸性而导致头发干燥、变黄。多吃新鲜蔬菜和水果，是保养头发的有效方法之一。

2. 防脱发妙招二：参加运动，坚持锻炼

这是强健身体的要诀，也是保养头发的要诀。因为有规律的运动是消除紧张最好的方法之一，而紧张是造成头发不良问题的重要原因。

3. 防脱发妙招三：用正确的方法洗头

洗头不仅是净发，而且是保养头发的重要方法。但洗头一定要遵循科学的洗涤方法，否则会损伤头发。

4. 防脱发妙招四：坚持按摩

按摩是保养头发的一个很重要的方法。按摩是将手指在头皮上轻轻揉动。按照头皮血液自然流向心脏的方向，按前额、发际、两鬓、头颈、头后部发际的顺序进行。按摩可以促进油脂分泌，因此，油性头发按摩时用力轻些，干性头发可稍重些。

5. 防脱发妙招五：防止阳光暴晒

过度的日晒会使头发干枯变黄，因此，夏季外出最好带草帽或打伞。如果要到海边游泳，更要注意保养头发，因为海水中的盐分是头发的大敌。若头发中含有盐分，更能吸收阳光中的紫外线，使头发受损伤的程度增加好几倍。怎样保养头发：事先在头发上涂适量的发油，以保养头发，还应戴不透水的游泳帽。游泳后一定要将头发冲洗干净。

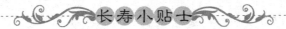

长寿小贴士

青少年时超重易患糖尿病

研究人员针对137名美国黑人进行研究，对他们从出生到28岁做了跟踪调查，结果发现，14岁时体重超重会增加成年时患2型糖尿病的几率。

养生，要勤看"生物钟"

寿星养生档案

于光远，我国著名经济学家，被称为"百科全书式的学者"，享寿98岁。于老84岁开始学电脑，坚持每天笔耕12小时。后来不幸患了男性乳腺癌，随之腿又有了毛病，出入与轮椅为伴。即便如此，于老乐观的心态、风趣的谈吐仍令人称道。他说："得不得癌症，我管不了，但我坚信我有承受它的勇气。"在于老看来，心理健康至关重要。于老还说过，他不搞什么锻炼，工作就是锻炼，就是养生，多动脑可推迟大脑老化和老年痴呆症的到来。这或许就是他养生的独到之处，虽不刻意做某种锻炼，但心神专一，勤于笔耕，实际上也是锻炼，所以才得以高寿。

每个人都有自己的"生物钟"，如果一个人长时间改变自己的生活节律，就会改变体内激素的分泌量，导致神经紊乱，体内生物钟必然也会受到影响。因此，要尽可能提倡主动养生顺应人体内部规律的生物钟养生法。

1. 最佳起床时间

早晨5时至6时是人体生物钟的"高潮"，体温升高，此时起床会精神抖擞。

2. 最佳饮水时间

起床后饮水既可补充一夜消耗的水分，又可稀释血液，有洗涤肠胃、防止血栓形成的作用，餐前1小时喝一杯水，有助于消化液的分泌，促进食欲；睡前饮水，可冲淡血液，使循环通畅。

3. 最佳工作时间

上午10时至下午15时工作效率最高。一般而言，上午适于脑力劳动，下午适于体力劳动。

4. 最佳午休时间

人脑的活动能力在下午13时左右低落，故此时午睡最佳。

5. 最佳锻炼时间

一般下午16时以后，是进行体育锻炼的最佳时间，这时人体耐力上升，肌肉温度高，血液黏滞性最小，关节最灵活。

6. 最佳减肥时间

饭后 1 小时左右，缓速步行 20 分钟，有利于消耗热量，以利减肥。

7. 最佳刷牙时间

应在饭后 3 分钟内进行，因此时口腔内细菌分解食物残渣所产生的酸性物质会腐蚀牙釉质，此时刷牙效果最好。

8. 最佳吃水果时间

饭前 1 小时吃水果有益无害，饭后 2 小时吃水果其营养成分最易被吸收。

9. 最佳喝牛奶时间

牛奶中含有一种成分，具有催眠、镇静作用。因此，睡前喝一杯牛奶，既可补充营养，又有助于睡眠。

除此之外，主动养生贵在"主动"。平时还要多观察自己的呼吸、脉搏；体温、血压等，也要定期查看；当还未疲乏时，就要注意休息，让身体及时"充电"，不至于过度疲劳；当心理承受力差时，要及时调整心态，随时化解压力；不要等各种营养素缺乏时出现了症状，再去补充，而要在平时注意补充。

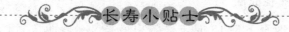

长寿小贴士

人缘好

"良好的人际关系是应对紧张的缓冲器。"长期精神紧张会削弱免疫系统并加速细胞老化，最终让寿命缩短 4~8 年。

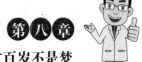

让"老来俏"俏出长寿

寿星养生档案

　　贾兰坡，我国著名的古生物学家、考古学家，享寿93岁。他的养生之道常被人们提起。一是起居有时。贾老有早睡早起的习惯，每天晚上九点准时睡觉，清晨五点准时起床。这种与大自然同作息的生活，恰好合乎天地运行规律，也符合人体生理的需要。二是坚持运动。晚年时，贾老曾说："到底是年岁不饶人啊，有的动作做得越来越不规范了。虽然只是形式，也得做，不能一味地敷衍和迁就。你蒙骗它，它就会蒙骗你，到头来吃亏的还是自己。想'活'就得'动'，年岁越大，越是要动，这是硬道理。"朴素的话语，道出了他养生的观点。三是生活节制。在饮食上，贾老从不挑食、忌口，顺其自然，想吃什么就吃什么，也从不吃什么补品、补药。四是充满幽默感。贾老幽默地说："有人看我不停地工作，说我'忘了死'。这句话一点儿都不错，只有'忘了死'，你才能长寿。"其实，贾老的这种"没秘诀可言""忘了死"的乐观心态，才是他的养生一大秘诀。

　　从世俗的眼光看来，"俏"是年轻人的事情。所以，每当有人说起"老来俏"，一些老人听到之后，就会露出一副无奈的神情，觉得

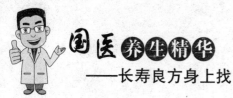

人老了还打扮得花枝招展，一点儿也不稳重。其实，这是一种非常错误的论调。爱美是每个人的天性，老年人也不例外。再者说，"老来俏"并不是非得打扮得花枝招展，得体的装扮、适当化妆，才是"老来俏"的真正含义。这种"老来俏"非但不是坏事，反而对老年人的身心健康十分有益。

据报道，研究人员对1438名60~80岁衣着讲究的老年人做过一番调查，发现其中有90%以上的人不但看上去比他们的实际年龄年轻很多，而且身体健康状况也很好。医学家还曾对3000多名老人进行调查，发现注重着装、仪表的老年人患高血压、溃疡病、癌症等疾病的风险要比不喜欢穿戴打扮的老年人低30%以上。

心理学家认为，老年人注意修饰和穿着，会在内心产生一种青春活力；经过打扮，会显得大方、端庄、有风采。"老来俏"有利于消除人到老年之后产生的衰老感、无用感，使心情愉悦。并且得体的妆容会对人产生一种"我还不老，我还年轻"的积极心理暗示，让人更加自信、更加热情、更有朝气，这对身心健康十分有利。

医学研究还发现，人在心情愉快时，机体可通过调节分泌某些激素、酶等生化物质，使人体血液循环流畅，脏器的功能和机体的代谢处于最佳状态，从而有利于整个身心的稳定和平衡。同时，免疫系统的功能也会增强，这样就增强了防病、抗病、抗衰老的能力。而"老来俏"就有让人心情愉快的效果，能够让人的心理和生理更加健康。

可见，恰当的打扮与化妆，的确能够推迟衰老进程和提高老年人的生活质量。当然，要想青春常驻，除了做好美容措施外，还需要有适当的运动和补养，保持乐观的心态也很重要。当然，让老年人学会"老来俏"，不等于就是要让老年人把自己弄得浓妆艳抹或穿得太新潮，更重要的是要装扮出自己的个性和风度，"俏"出水平，"俏"出生命的活力，"俏"出生活的底蕴。

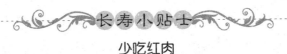

长寿小贴士

少吃红肉

美国癌症研究院的一份报告称，如果每周摄入的红肉超过510克，会提高患结直肠癌的风险。每天摄入99克经过加工的肉类食品（比如，熏肉和熟食），患结直肠癌风险将会提高42%。

唾液，长寿之"神水"

寿星养生档案

丘处机，我国著名思想家、道教领袖、政治家、文学家、养生学家和医药学家，享寿80岁。据说，在他74岁高龄时，依然远赴西域行程35000里，前去面见成吉思汗。成吉思汗看到眼前那位道士，问道："神仙可有长生不老之药？"丘处机直言道："有养生之道而无长生之药。"成吉思汗虽略显失望，但仍谦恭地问道："养生、安民是人间大道，神仙有什么高见请赐教，本汗愿意身体力行。"他说，"民以食为天，五谷、蔬菜、鱼肉、乳酪，皆养生之具。佛门八戒，不食荤腥；古人有云，肉食者鄙；或曰素食聪慧

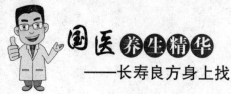
可长百岁。然而，我以为其实不然。道家以为，幽燕之地食寒，蜀汉之地食热，江南鱼米、中原五谷、草原肉乳，都可资民以生存。然，锦衣玉食，饱食终日则于生无益；食不求饱，居勿求安则于生无害。故而节欲念保身体，随遇而安才是养生之道。"

唾液，俗称口水。古人十分重视唾液养生，自古以来，养生专家即视口水津液为健康的重要源泉，因此将口水神化异化，赋予它以"金津玉液""琼浆玉泉"等甘霖美名。古人造"活"字，亦是舌旁从水，既是示人以舌旁有水方能活，又是示人舌水唾液可以活人，这也强调了唾液的重要性。

古代养生学家陶弘景曾说："食玉泉者，能使人延年，除百病。"中医学认为，"五脏化五液，心为汗，肺为涕，肝为泪，脾为涎，肾为唾，是为五液。"意思是唾液为脾肾所化，肾为人体先天之本，脾为人体后天之本，脾胃富集了五脏之精，气血之华，故唾液中含有很多有益于人体健康长寿的物质，对养生保健有着特殊的作用。古代医家曾认为，唾液充盈者必体质强壮，并根据唾液盛衰来判断疾病状况。

还有人认为，唾液养生属于气功的一种，其中蕴含很多深奥的养生原理。不管怎样，古代养生家多种多样的实践都证明了唾液养生确实有很好的祛病强身、延年益寿、美容等效果。现代医学也表明，唾液中包含了血浆中的各种成分，和十多种酶和近十种维生素、多种矿物质以及有机酸和激素。

唾液中还有一种唾液腺激素，能刺激人体的造血机能，延缓身体各个组织器官的衰老，预防老年性疾病，有利于人的健康长寿。

唾液中还有一种过氧化物酶，可以抑制致癌物质的毒性。唾液还具有消炎、解毒、助消化及润肌减肥等多项功能。

依据美国乔治亚大学研究结果显示，会致癌的黄曲霉素、亚硝酸盐若与唾液接触30秒后，即会稀释抑制。换言之，唾液有很强的防癌效果，是天然的抗癌剂，也是老年人长寿的"神水"。

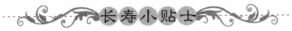
长寿小贴士

喝茶前进行充分搅拌

茶中富含的抗氧化剂（多酚）有助于人体抵御心脏病、癌症和过早老化。以色列学者进行的一项研究发现：适量饮茶的人比不经常饮茶的人要活得长。需要记住的是，喝茶之前要充分搅拌茶水，研究显示这种方法能让茶水多释放出15%的抗衰老成分。

十指梳头，防病养生

寿星养生 档案

程子久，62岁时才退休，开始安享晚年。满100岁以后，程老身体依然健康，精神矍铄，充满活力。说起养生之道，老人的家属介绍程老的生活很规律：每天早上6点左右起床，早餐一杯牛奶，打一个荷包蛋，吃一块点心；8点左右下楼散步，一般2个小时；中午主食大约100克（2

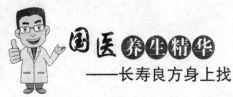

两左右)，菜以素食为主，然后午休；下午3点左右下楼到户外去散一会儿步。每天，程老都会按时出去活动活动筋骨。不仅如此，程老还会与其他老人聊聊天。他觉得聊天不仅放松了自己的心情，还增进了和朋友的感情。此外，爱运动也是程老长寿的一个重要原因。程老的运动养生是有诀窍的，他的运动体现在一些定量的有氧运动上。程老不仅坚持散步，还自创了一套保健操，每天坚持做。适量的运动让程老精神焕发、充满活力。老人的经历印证了"生命在于运动"的至理名言。

梳头，是日常秀发护理必不可少的一步，除了可以去除头发上的脏物外，还可以促进头部血液循环，达到滋润秀发，缓解头痛，预防感冒等效果。俗话说，"千过梳头，头不白。"每天梳头是一件极为重要的事。为什么古人总是说要天天梳头？因为梳头实际上就是在梳经络。所以，十指梳头，是能防百病的妙法。

我国古代的《养生论》中也有"春三月，每朝梳头一二百下。"意思即是说，春季尤其适合梳头养生。春天大自然阳气萌生、万物复苏，人体的阳气也会顺应自然，毛孔渐舒、循环功能加强、代谢旺盛，正好迎合了梳头激发元气的机理，自然使疏血理气、通达阳气的效果加倍。

1. 防止脱发，提高肝肾功能

中年人总讲补肝、补肾，但往往达不到效果。"诸病于内，必形于外"，头部就是人体内外的通路，是五官和中枢神经所在。经常梳头能疏通血脉，改善头部血液循环，防止脱发。经常梳梳头，就跟肝肾通上了。当头发浓密起来后，就说明你的气血越来越足，肝肾

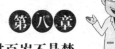

的功能提高了。

2. 防感冒，提精神

感冒是因为风寒侵袭人体。头的正面有膀胱经循行的部位，是专门抵御风寒的，所以梳头时，把正面膀胱经经过的部位多梳梳，就不容易患感冒了。有人会头晕、脑供血不足，是因为督脉堵塞住了。督脉上行巅顶百会穴，下至尾骨，与肾经相通。保持督脉通畅，会越梳越精神。

3. 消除疲劳，改善睡眠

苏东坡曾说："梳头百余下，散发卧，熟寝至天明。"毛主席也有一种特殊的健脑术，就是梳头。解放战争时期，他有时需要通宵工作，疲劳到了极点，于是就让卫士为他梳头，这种习惯一直坚持到了晚年。可见，用梳头来疏通经脉，可以消除疲劳，改善睡眠。

中医研究认为，人体内外上下，脏腑器官的互相联络，气血调和及输送，要靠人体的十二经脉、奇经八脉等经络来传导。经络遍布全身，气血也通达全身，以营养组织器官，抗御外邪，保卫机体。这些经络或直接汇集于头部，或间接作用于头部，头顶的"百会穴"就是由此得名的。梳头时，要掌握正确的梳头方法。

（1）方法和力度要适中

①要全头梳：顾及到头皮每一处。梳齿一定要作用到头皮上，每个部位都要反复梳到。

②力度要适中：用力不能过轻或过重，轻了起不到按摩的作用，重了则会刮伤头皮。用中等力度，以头皮产生微热感为宜。若是干性头发，梳时可用力些；若是油性头发，则用力轻些，否则会刺激皮脂腺增加分泌。

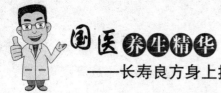

③从发根梳至发梢：顺着头发生长的方向，分别从头顶和两侧开始，自额头发际梳至颈后发根处，每个部位反复几次，感觉舒服就好。

这样勤梳头可以很有效地防治脱发，并让头发越来越乌黑。慈禧太后每天都命人为她反复梳头，年过七旬，还满头青丝。有记载，苏东坡的头发曾一度严重脱落，后来经名医指点，早晚坚持梳头，不久新发又生。

（2）时间和节奏要合理

①梳头的时间：朝九晚五的上班族以早晚各5分钟为宜，其余时间若能坚持，当然更好。但切忌在饱食后梳头发，这样会影响脾胃功能。湿头发不宜过分梳理。好多人觉得湿发才好梳，殊不知水分会令头发的蛋白质结构松散，发质会比平时更脆弱，这时若大力梳理会对发丝和毛囊造成伤害。

②梳头的节奏：梳头的节奏最好不徐不急。应由轻到重，由慢到快，这样能更好地点按和刺激头部穴位。梳头时还可结合手指按摩。双手五指自然分开，用指腹或指端深入头发，从额前发际开始向脑后做环状揉按，然后再从两侧向头顶百会穴按摩。反复十次左右，用力均匀。

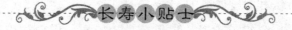

长寿小贴士

腿部健壮

"腿部肌肉力量差预示着步入老年后身体虚弱。"腿部健壮尤其能预防髋骨骨折，由于髋骨骨折会引发各类并发症，多达20%的患者会在一年内去世。

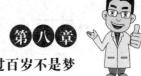

穿衣"六法"，健康一箩筐

　　冰心，我国著名诗人、作家、小说家、翻译家、儿童文学家，享寿99岁，被称为"世纪老人"。冰心的长寿得益于豁达的人生态度。她认为"善养生者养内，不善养生者养外"。这种"养内"的功夫，使她时常保持着平和、达观的生活状态。此外，她性情平和开朗，遇事心胸豁达，用她自己的话说："我没有特别的养生之道，也不搞什么养生，就是心里豁达一点，从不跟人计较，也不跟自己过不去，一个人最怕心病。"冰心一生淡泊名利、心胸豁达，她始终坚信："事因知足心常乐，人到无求品自高"。

　　对于老年人来讲，穿衣是非常重要的一门学问，尤其对患不同疾病的老年人来说更是重要。老年人阳气日虚，各种生理功能逐渐衰退，对外界适应能力较差，抵抗力减弱。因此，老年人在穿着上不仅要讲究美观，更要注意实用性。

　　1. 心血管病患者，最好别穿领口紧的衣服

　　有些老年人为了暖和，特别喜欢穿领口紧的高领衣服。专家提示，老人穿过紧的衣服，不仅会影响颈椎的正常活动，还会使颈椎的血管受到压迫，从而诱发脑供血不足的症状。除此之外，还可能

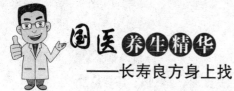

压迫颈动脉，诱发心动速度过慢、血压下降、头晕乏力等症状。因此，老年人最好选择领口宽松的衣服，尤其是患有心血管疾病的老年人。

2. 腰疼、肠胃不好的患者，最好选择腰部宽松的裤子

上了年纪的人也有追求美的权利，尤其是上了年纪的爱美女性，特别喜欢穿收腰的裤子，可过紧的裤子特别容易引起血液循环障碍，导致腰疼、浮肿等不良症状。此外，腰部过紧的话，胃肠功能也会受到影响，除了影响正常的蠕动外，还会诱发消化不良、食欲不佳、便秘等不良症状。为了保证身体健康，老年人最好选择柔软宽松的衣服来穿。

3. 静脉曲张患者，要选择合适的鞋袜来穿

静脉曲张患者的血液流通本来就不顺畅，再选择挤脚的鞋、过紧的袜子来穿，对腿部和脚部的血液回流特别不利，久而久之，就会出现脚胀、脚肿、脚凉、腿脚麻木等症状。所以，老年人尽量选择合适的鞋子和袜子，同时还要注意脚部的保暖工作，最好选择保暖性能好的袜子来穿，还要养成睡前泡脚的好习惯。因为，热水会让血管扩张、血液流通速度加快，这样就会减少下肢酸痛的症状。

4. 气管炎患者，秋冬季出门最好戴围巾

颈部是气管炎患者最敏感的部位，尤其是上了年纪的气管炎患者，出门时最好选择舒适的围巾来戴，这样不仅可以保护好呼吸道，还会避免因其他受寒而加重病情。健康专家提示，老年人戴围巾时不要把脖子、嘴巴都捂住。因为，有些围巾容易脱落纤维，尤其是羊毛、兔毛、混纺毛线材质的围巾。此外，捂住嘴的话，还容易吸

附一些灰尘和病菌，导致病情加重。

5. 气管炎、肺气肿及脾胃虚寒患者，最好四季都穿背心

这些患者特别容易心肺受寒，从而诱发气管炎、支气管炎哮喘、肺炎等疾病。脾胃虚寒的患者如果受到寒冷的侵袭，很容易诱发腹痛、腹泻等疾病。专家建议老年人，除了要重视背部的保暖外，最好穿件棉背心，即使是夏季，最好也要穿一件单层的纯棉背心，经常给背部做做按摩。

6. 皮肤病患者，尽量别穿化纤衣服

许多老年人特别喜欢穿经久耐用的衣服。但这种衣服对上了年纪的人来说特别不利。因为老年人的皮肤比较薄、脆弱、干燥、不易排汗，尤其是患有皮肤病的老年人，如果再选择不透气的化纤衣服，特别容易引起皮肤干燥、瘙痒、皮炎等不良反应。

另外，专家还提出建议，老年人尽量选择纯棉衣物，这种衣服透气性好，还排汗。冬季尽量选择对皮肤刺激小的衣物，比如羊毛、鸭绒等材质的衣服，这些面料的衣物不仅保暖柔软，还会让老年人的气血更通畅。

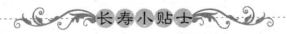

长寿小贴士

拒绝服用成瘾性食物和药物

烈酒、香烟、安眠药等都会让你远离长寿。吸烟会让寿命减半，而烈性白酒会让记性越来越差。依赖安眠药则会让你失去自己入睡的能力。在你能看到的任何地方贴上便利贴，提醒自己戒掉坏习惯，按医嘱服药，多去户外活动，能够有效帮你戒除成瘾。

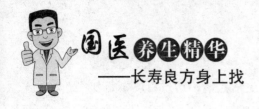

写健康日记好处多

　　张振华，享寿 111 岁。这位百岁老人拥有不平凡的一生，她曾经留学法国，获得里昂大学理学博士，担任过巴黎巴斯德学院研究员。对于养生，张老有自己的长寿诀窍。在总结自己的长寿之道时，她说："早晨吃好，中午吃饱，晚上吃少，遇事莫恼，健身常搞。外加每天早上一杯蜂蜜水。"张老的生活十分规律：早晨 7 点起床，晚上 10 点睡觉，晚饭后就看新闻。每天下午，老人都要和院里的老牌友们打打牌。"动手又动脑，才不得老年阿尔茨海默症。"张老解释道。执教著名学府、阅历丰富的张老就深谙此道，不仅一日三餐吃得规律，还在每天早上外加一杯蜂蜜水，这就使她赢得了健康，获得了长寿。

　　在现实生活中，对于大多数老人来说，健康都是至关重要的。为了给健康多一份呵护。老年朋友不妨腾出一点儿时间，写写自己的健康日记，这对防病保健大有好处。写健康日记不仅能帮助自己记下身体发生的变化，还可以及时发现身体的一些疾病隐患。

　　然而，记录健康日记，最好要身体力行，自己执笔。在身体状况不允许的情况下，也可以由子女、老伴或身边其他人代写。但不管由谁来写，健康日记必须要真实、准确，内容详细和完整，有一定的连贯性。在专家们看来，一份健康日记应该具备以下内容：

（1）基本生活情况。包括性别、年龄、居住地、工作年限和退休年限、所患疾病以及患病时间等。

（2）每天的饮食。包括三餐的搭配，每天吃的肉类、蛋类、牛奶、蔬菜等不同食物的种类和数量，以及自身胃口好坏。

（3）每天的饮水情况。包括每天的次数和总量。除了白开水，茶水、饮料、咖啡等饮品的次数也要记录，甚至可以记录爱喝哪种茶等。

（4）排便的次数、数量。比如每天大便的时间、每次小便的颜色，大便是否溏泻或便秘，排便是否通畅以及气味等。

（5）运动情况。包括每天运动的时间、项目，以及其他活动后的身体变化。有条件的话还可以记录脉搏、呼吸、出汗等生理指标的状况，以观察是否有异常。

（6）睡眠时间和质量。每天具体的睡眠时间以及入睡情况，包括是否要借助催眠药（种类、服用的量），最好具体描述自己处于深睡眠还是浅睡眠，是否经常做梦等。

（7）情绪好坏。每天是高兴，还是消沉、忧郁，记录发生的原因、时间甚至是如何调整的。

（8）慢性病的特殊记录。对于患有心脑血管疾病、糖尿病等慢病的老人来说，每天应该测量血压、心率、血糖等，记录测量时间和数值等关键信息，甚至可以按照早中晚、服药前后等时间点，制成表格或曲线。方便医生在复查时使用，合理调节用药和治疗。

（9）精神文化生活。平时是否看电影，看的次数和时间；每天

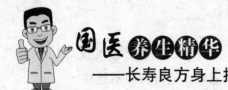
看什么电视、时长；读什么书，收获是什么；从事绘画、唱歌等其他娱乐活动前后的心理情绪状况。

（10）回忆或总结生活经验。老年人爱回忆往事，总结生活的经验教训，有些人内心可能还有秘密，书写这些是一种宣泄，不至于因情志不疏而烦闷、焦虑、抑郁。

在写健康日记的同时，不可忽视的还有家庭是否和谐；亲人的态度，比如子女的孝敬；以及与邻居、同事、朋友之间的交往情谊等。可见，老年人的健康日记，不仅是健康的记录、科学的总结，也是记录人口素质、社会进步、文明发展的一种方式。

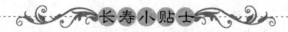

少喝碳酸饮料

美国科学家发现，每天喝一次以上可乐会使你患心脏病、糖尿病等的风险加倍。倘若实在想喝几口碳酸饮料，可以在里面加入一些果汁。

正确洗头发，洗出健康来

邵逸夫，香港电视广播有限公司主席、著名的电影制作者、慈善家，享寿107岁。邵逸夫的养生之道：一是护足，防止"老自脚上起"；二是晚年坚持工作，睡眠有方；

三是心胸豁达，喜欢看喜剧；四是坚持"三不做"，饮食百无禁忌；五是勤练气功，常吃人参；六是善于抒发情感，用爱情滋润自己。他在接受记者访问时说："长寿之道在于运动，运动很重要，我每天早上都要做45分钟气功，在家走路，以前是每周四次打高尔夫。"谈及具体的养生之道，他说："我的'三不做'是：第一不赌钱，第二不喝酒，第三不做不正常的（刺激）事。"邵逸夫说："刺激的事情对身体不好，总之要正常生活"。

洗头，是我们生活中必做的事情，尤其是在夏天，因为天气炎热，于是很多年轻人都会用凉水来洗头。他们认为，用凉水洗头既可以降低体温，又可以使头发更漂亮。洗头的方法有很多种，前倾着洗，后仰着洗，反正怎么舒服就怎么洗。这些对于身强体健的年轻人来说，似乎没什么问题。可是对于老年人来说，自然经不起这样的折腾。那么，在日常生活中，老年人如何洗头才更健康呢？

1. 水温要适宜

老人头皮对温度的刺激比较敏感，过冷过热都会刺激人体血管，会造成血管收缩异常。有糖尿病、高血压、动脉粥样硬化的老年朋友尤其要小心。长期用冷水洗头，会使脑部的神经系统遭受刺激，易产生头痛、头晕的现象。水温太烫，则易损伤头发，导致烫伤。洗头的水温以40℃左右为宜。这个温度可起到清洁头皮与头发、改善头皮血液循环、消除疲劳等作用。

2. 头别往后仰

在美发店洗头，都是采用后仰的姿势。于是，有些老年人也采用相同的洗头姿势，以为这样安全又舒适。其实，这种做法存在很

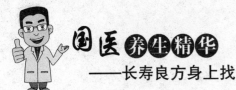
大的健康隐患。后仰洗头容易造成老年人中风，因为仰躺会对头部椎动脉造成一定压力，直接影响脑部的供血流量，时间久了会导致脑供血不足，从而引起恶心、头晕、站立不稳等症状。有高血压、颈椎病的老年朋友尤其不宜仰着洗头。对于老年人而言，采用身体前倾的传统低头姿势更安全。但高血压患者要避免过长时间低头，淋浴时直立的洗头姿势较合适。

3. 头发干透了再睡觉

许多老人习惯清早起床后洗头，之后就立即去楼下锻炼。还有的老人在晚上临睡前洗头，然后带着湿漉漉的头发入睡，这些习惯都是不太好的。早晨温度较低，湿发干得慢，湿气笼罩，容易导致头痛。如果带着湿发和倦意入睡，会让人第二天起床后，昏昏沉沉，头痛乏力。因为人在睡眠状态中，头部血液供应缓慢，湿发会让头部热量被水分带走。

因此，洗头最好选择在白天温度稳定的时间，或是晚饭后的休息时间，但是距离入睡时间不要太短。洗头后用毛巾包头的做法，同样会导致湿气散不出去，洗发后应迅速擦干头发，或者是用电吹风吹干。

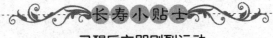

长寿小贴士

忌醒后立即剧烈运动

许多人晨起后习惯进行体育锻炼，只要注意适当运动，对健康的确有益处。但需要注意的是，不能在刚从睡梦中醒来时就立即进行剧烈运动，而必须在晨起后稍作休息，待气血阴阳运行平衡后才可进行运动锻炼。

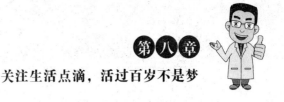

搓脸揉耳朵，养心又护肾

寿星养生 档案

　　王夫之，我国明末清初著名的思想家、哲学家和文学家，享寿73岁。他晚年隐居著述，提出"修身六然"的养生格言，语言含蓄深刻，富有哲理，是修身养性的秘籍。王夫之的"六然处世"观包括：一是自处超然。以平常心看待自己，看待他人，对生、老、病、死要有超然达观的思想境界，顺应自然，以高尚的人生境界来净化自己。二是与人蔼然。与人相处，要诚恳谦和，融洽和谐，多行善事，乐于助人，使人感到可亲可近。三是处事断然。遇事犹豫不决，摇摆不定，会给人带来严重的心理压力。遇事宜立决果断，不宜拖泥带水。四是无事澄然。他主张"忘我无欲，清静养神"。忘掉自我，无欲无求，自然内心清静，神完气足；无事静养，精神放松，自然身康体健，百病不生。五是得意淡然。"喜伤心"，大喜过望会对身心造成伤害。人在志得意满时，仍需心谦身平。身心条畅，自然疴疾不生。六是失意泰然。人在失意时，要泰然处之，做到不忧患，不烦恼，不自暴自弃。此时，若能心境泰然，便会拥有一份坚韧、向上的动力，对善于养生者来说，具有积极的意义。

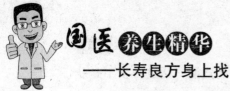
大多数人或许都有这样一种经验，每每感觉疲劳时，搓一搓脸，马上就会神清气爽。这是为什么呢？因为搓脸能促进手部和脸部的血液循环，使手指更加灵活，面部皮肤也能获得更多营养。搓脸还能刺激面部穴位，使人对外界和自身的感觉更加敏感，在一定程度上延缓衰老。所以，它也是一种促进人体健康的保健运动。

搓脸的方法十分简单，它不受时间、地点的限制。当你感觉疲劳、困倦、身体不舒服时，都可以用手搓一搓。搓脸的方法一般是：先把双手搓热，然后用搓热的双手去搓脸，有时从上向下，有时从下向上，每次都要把下颌、嘴巴、鼻子、眼睛、额头、两鬓、面颊全部搓到。需要注意的是，这个过程可快可慢，以自己舒服为准。

中医认为，心之华在面，心系统功能的强弱是通过面色来反映的。中医也有望诊之说，因为面部征象可以反映出人身体的健康与否。面部聚集着大量穴位，它是足三阳经的起点和手三阳经的终点。搓脸就意味着按摩了这些经脉和穴位，使其气血畅通、循环无碍。另外，搓脸需要肩关节上抬并上下运动，这是锻炼肩关节、预防和治疗肩周炎的好方法。搓脸的同时，一般还会配合搓耳。因为每天搓脸和揉耳朵，养心又护肾。

中医认为，耳朵是全身经络汇集之处，"耳为宗脉之所聚""五脏六腑、十二经脉有络于耳者"。人体的各个部位与耳郭通过经络形成密切的联系。按摩耳郭就能打通全身经络，活跃机体脏腑，特别是肾脏。藏象学说认为，肾开窍于耳，经常搓耳朵就是对肾脏的调理和养护，而肾在体主骨，肾功能强，必然骨骼结实，骨质疏松的症状不会发生。

古人云："搓涂自助颜。"搓脸防老其实有一定的道理。研究显示，人的脸部肌肉只有20%能得到活动，而老年人活动和表情都比年轻人要少。因此，很多养生专家都建议老年人要多搓脸，如果能够每天搓脸和搓耳，不仅会获得红润的面色、强壮的身体，更会获得对健康生活的自信。拥有信心就等于拥有了一切，这也是长寿老人颐养天年、寿与天齐的基础所在。

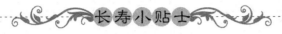

长寿小贴士

生吃洋葱防心脏病

很多人吃菜时会小心翼翼地把洋葱挑出来，这就大错特错了。美国哈佛医学院心脏科教授克多格尔威治博士指出，洋葱含有大量保护心脏的类黄酮，每天生吃半个，或喝等量的洋葱汁，可增加心脏病人约30%的"好胆固醇"。尤其在吃烤肉这样不怎么健康的食物时，里面的洋葱就像你的"救命草"。洋葱对高血压、高血脂和心脑血管病人确实有好处，而且生吃、凉拌效果最佳。

养生也要"朝三暮四"

寿星养生档案

曹庭栋，清代著名养生家，天性恬淡，意致旷远，以自然为宗，颐养天年，享寿90岁。所著《老老恒言》五卷，自言其养生之道，乃节饮食、调精神、慎起居、常运动、崇药粥、浅近易行，概其大要，介绍如下：一是节饮食。饮食五味不可偏嗜，食物之冷热，宜顺乎自然。二是

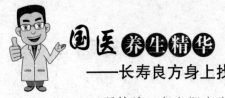

调精神。老人肝血渐衰，未免性生急躁，当以"耐"字处之，"所忌最是怒。"曹老兴趣广博，谈经考史，工书善画，吟诗作赋，焚香鼓琴，栽花植木，无不喜好，这也是他得以长寿的原因之一。三是慎起居。曹老以为"倦欲卧而勿卧，醒欲起而勿起，勉强转多不适"，总以劳逸适度为宜。四是常运动。曹老推崇散步，以为"步主筋，步则筋舒而四肢健"。饭后食物停胃，"必缓行数百步，散其值气，以输于食，则磨胃而易腐化"。五是崇药粥。曹老主张"慎药"而用食疗，尤崇药粥。曹老丰富的养生经验，无论对老年人，或对从事老年医学工作的同志都有较高的实用价值。

早晚养生对老年保健和某些疾病的预防有至关重要的作用。那么，在这段时间里，应该重点做好哪些事呢？现代养生学认为，早晨应做好三件事，傍晚应做好四件事，为便于记忆，可以称之为"朝三暮四"养生法。

1. "朝三"：早晨做一套呼吸操，饮一杯温开水，吃一份水果

（1）做一套呼吸操。老年人清晨醒来后，莫急忙起床，先在床上做50次逆式呼吸——吸气时，提肛、缩阴、收腹、扩胸；呼气时缩胸、松腹、松肛，悠长自然，一气呵成，既可吐出一夜积聚的浊气，又可争得一口清新的氧气，还能因提肛缩阴而有益于防治前列腺肥大，促使尿液通畅。

（2）喝一杯温开水。起床后，先喝300毫升温开水补充夜间丢失的水分，使血液稀释，有利于预防血液黏稠和心脑血栓形成。

（3）吃一份水果。早饭前空腹吃1份水果（约50克的苹果或柑橘等），能补充一天中体内所需的维生素、矿物质和抗癌、抗血管硬化物质。

2. "暮四"：傍晚做1小时运动，喝1杯鲜奶，饮1杯开水，来一杯葡萄酒

（1）运动1小时。清晨是心脑血管病较易猝发的高峰期，潜伏着很大的危险，不如安排在傍晚做1小时散步等健身运动更安全有益，且有促进睡眠的作用。

（2）喝一杯鲜奶。鲜牛奶不仅是营养佳品，还有预防中风、补钙和预防胆结石作用。而牛奶，最佳饮用时间是睡前喝300～500毫升。

（3）饮一杯开水。临睡前喝一杯水，可以预防夜里血液因失水而黏稠，与早晨那杯水在预防心脑梗塞上作用相同。

（4）来一杯葡萄酒。美国和加拿大心血管病专家研究发现，饮用包括葡萄酒在内的各种含酒饮料（含酒精20克），可以在最初20分钟起，使血小板血栓形成减少57%，而且其抗血栓作用可持续6小时以上。据此研究，睡前饮酒（高血压例外）对在夜间和清晨容易多发的心血管病有预防作用。

长寿小贴士

少盐多醋

盐不仅会带走身体里的钙，还会带走正常的血压。做饭时，除了少放盐，也要尽量控制酱油、番茄酱、辣椒酱、咖喱等调味品的摄入量。更要小心看不见的盐，比如餐馆中红烧菜、炖菜等菜品，薯片、罐头及快餐等方便食品中都含较多的盐。醋则称得上是厨房里的保健调味品了，炒菜时不妨放一点，用米醋腌泡菜可以降血脂，用陈醋配着面食吃能助消化，做鱼和骨头汤的时候放点醋，还有助于其中钙质的吸收。

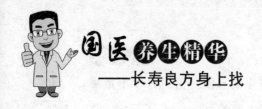

朝暮叩齿，健体又抗老

苏步青，蜚声国际数坛的老辈数学家苏步青教授，享寿101岁。在百岁时，苏老依然精神矍铄，思维清晰。苏老90岁高龄时，还著书立说，带研究生、每天工作约10小时左右，精力何等充沛。当有人问他健康长寿之道，他总笑呵呵地回答说："我不懂什么养生之道，只是平素生活有规律，并注意体育锻炼而已……"苏老认为，除了体育锻炼外，精神保健也是至关重要的。苏老经常讲："少积忧虑的人，才能健康长寿。"他还讲："为人在世，应该豁达大度，胸怀坦荡，凡事想得开，放得下。再者，人要多动，特别是上了年纪的人，要多找事情做。"苏老古稀之年以后，激烈运动是不做了，但上述的练功十八法，工作完毕后的漫步行走，95岁前依然坚持。每晚睡觉前半小时，或听听音乐、或读读唐诗，轻松之后，很快进入梦境。

朝暮叩齿，不仅能得到一嘴好牙，而且还能得到一副长命百岁的好身板。长寿老人都有一个共同点，那就是牙齿健全，这是保证人的消化系统第一道工序顺利进行的先决条件。牙齿功能的好坏，与人体抗衰老有着一定的关系。

所谓叩齿，就是指用上下牙有节奏地反复相互叩击的一种自我保健法，俗称"叩天钟"。清朝尤乘的《寿世青编》说"齿为筋骨之余，宜常叩击，使筋骨活动，心神清爽。"中医经典《类经》说："肾主骨，齿者骨之余也。"《素问·上古天真论》也说："肾生骨髓，肾气实，齿更发长。"也就是说，人体骨骼体质有赖于骨髓的营养，而骨髓则为先天之本肾精所化生。肾精衰少，则不能充养骨髓，代表"肾之标，骨之本"的齿就会生长迟缓，新陈代谢功能低下，或松动，或质蚀，或病变，或脱落。

现代医学也认为，经常叩齿，不仅能强肾固精，平衡阴阳，疏通局部气血运行和经络畅通，保持并增强咬肌和牙齿根基部的整体机能，还能延缓老年性机体萎缩带来的凹脸瘪嘴状。最为可贵的是，经常叩齿还能有效地增强牙周黏膜组织纤维结构的坚韧性，提高牙齿抗龋能力和咀嚼功能，促进口腔、牙床、牙龈和整个牙齿的血液循环，增加唾液的分泌量，改善并及时充盈其中的组织营养，增强牙齿的抗病抗菌能力，从而使牙齿变得更加坚固，整齐洁白，丰润光泽。

谚语说，"朝暮叩齿三百六，七老八十牙不落"。这句话强调了叩齿对固齿的重要性，它是沿用东晋医药学家葛洪（自号抱朴子）的话。叩齿的具体做法是：精神放松，口唇微闭；心神合一，默念叩击；早晨起床和临睡前各叩一次；每次先叩臼齿，其次叩门牙，再叩左右犬牙；轻重交替，节奏有致。终结时，再辅以"赤龙（舌头）搅海，漱津匀吞"法则会使效果更佳。

长寿小贴士

勤于动脑

中医认为：心为君主之官。中医所说的"心"与西医所说的"大脑"有相通之处，大脑是生命活动的中枢，五脏六腑的功能及肢体活动都由大脑控制，只有大脑健康，才有可能长寿。所以，老年人勤动脑有益健康。

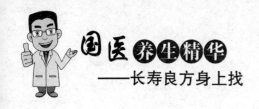
儿童节目，返老还童有奇效

左宗棠，晚清军事家、政治家、民族英雄，是洋务派的重要代表人物，享寿73岁。左宗棠是以读书养性来调整情志，以达到养生的目的。他把读书与情趣涵养、心智的康健、体格的强弱联系在一起，进而把读书当作养生健体的一种途径。在谈及读书养生的心得时，他说，他非常重视"寡言，养静"，并尊重"涵养须用敬"的古训。他之所以有如此健康体格，和他平时重视读书养生是分不开的，因为读书才能"养静"，才能长寿。他对人讲起自己的读书养生经验时，这样说："读书能令人心旷神怡，聪明强固。盖义理悦心之效也。"现代医学也证明，不好的情绪、心理失衡都会影响健康、加快衰老、易生疾病。"节欲之道，万物不害"，左宗棠的读书养生法就是抓住了调节情志这个纽结。

有人说，老人是越活越回去，"百岁老人似孩童"这话貌似是有一定道理的。老人经历过世事沧桑，往往事事看得通透，反而有点儿返璞归真。为此，曾有机构对一组60岁以上的老年人观看的电视节目的种类进行了调查，发现他们除了爱看"新闻联播""夕阳红""社会经纬"之外，有85.9%老人也在看"大风车"等儿童节目。

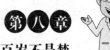

显然，儿童节目也很受老人的欢迎。

与成年人表演的节目比起来，儿童表演的各种节目大有不同，少有"故意做作"，没有"假惺惺"的味道，他们天真烂漫，活泼可爱，给人带来亢奋、向上、开阔、欢乐之感，容易让人感动，让人忘却自我，是治疗老年人抑郁、孤寂、无助、烦躁、紧张等不良心理情绪的良药。比如，儿童电影、儿童电视及儿童现场演出等，都十分适合老年人观看。总的来说，老年人看少儿节目的好处有五点：

1. 增加活力

经常看看优秀少儿节目，能横扫老年人的暮气，增加活力。

2. 生智开慧

与孙辈共同看少儿节目是很有趣的一项活动。有时，小孙孙提出的问题，需要自己读书看报，生智开慧才能回答。这样就可促使老年人不断学习，扩大知识面，使生活更加充实。

3. 唤起童心

愉快的少儿文艺晚会，生动活泼的动画片，能唤起老人的童心，回忆起尘封的往事，不仅使自己精神振奋。还可以借此向后辈们进行教育。

4. 寄托希望

从少儿节目中，经常能看到天真活泼、有朝气和想象力的下一代。使老年人感到过去艰苦奋斗，努力开创的事业，如今有了接班人，未来有了寄托，从而充满希望，更加促使自己关心教育下一代，为国家培养建设人才。

5. 延缓衰老

少儿节目大部分是益智节目，能开动老年人的脑力，对延缓衰老很有好处，在浓浓亲情中享受幸福天年之乐。

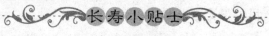

少衣多浴

一提到少穿，自然会让人想到"春捂秋冻"。其实，秋冻不是让人挨冻，而是指缓缓添衣。适当的凉爽刺激，有助于促进身体代谢，提高对低温的适应力。当户外早晚气温降低到10℃左右时，就应该结束"秋冻"了。

预防胜于治疗，让全家人不生病

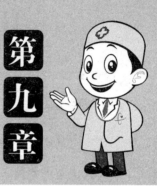

　　要想拥有健康，预防疾病才是关键。古人说，"圣人不治已病治未病。"随着年龄的增大，人们的身体机能会逐渐衰退，各种疾病也就会趁虚而入。因此，在身体健康之时，要十分注意疾病的预防，有病时早治疗、早调养。身体健康精神爽，延年益寿笑声长。预防有方，才能让全家人不生病。

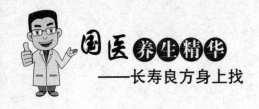
自测疾病，你会吗？

　　纪晓岚，清代政治家、文学家，享寿81岁。他能诗善文，学识渊博，幽默诙谐，出口成联，被称为"对联大王""一代文宗"。纪老的养生之道在于：一是滋补方剂强身。纪老自知平时抽烟、喝酒，再加上经常熬夜，如果不好好保养和滋补，身体肯定会拖垮。所以，他平时非常注意搜集养生药方。二是幽默豁达舒心。纪老洒脱且不拘小节，趣事极多，头脑又灵活机智，善于处理生活中不利已"细节"。他豁达乐观、幽默风趣、积极健康的品质，可以使人思想常新、精神愉悦、胸襟开阔，很少计较个人得失，让身心一直保持在健康状态，自然会长寿。三是用法得当延年。看似不养生的纪晓岚其实对养生很有心得，在他的《阅微草堂笔记·如是我闻二》中，曾透露出了自己的养生观点。

老年人都希望自己能有一个健康的身体，以保证自己晚年的生活质量。那么，在生活中，老年人应该如何自测疾病呢？

1. 胸闷气喘

如果在安静的状态下总感到胸闷、胸堵或心悸怔忡，胸中突然

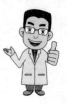

蹦一下或停一下，或在上楼以后心跳气喘半小时左右，有时还可能心脏停跳，应及时到医院检查心脏。

2. 食欲改变

因疲劳或感冒偶尔一两顿饭不想吃是可以理解的，如果超过一星期就应警惕了，胃部及消化系统其他器官的肿瘤通常有这些症状。有一种进食发噎的现象更应注意，如果总是发噎，并且愈来愈重，这种情况可能是食道肿瘤的征兆，要及时去医院检查。

3. 排便异常

正常人都有一定的大便习惯，中老年人如果两个月内排便的习惯发生了变化，时而便秘，时而腹泻，时而两三天才排一次便，有时却一天两三次或更多地排便，这是肠道功能紊乱的征象，必须进行检查。因为大肠及直肠肿瘤，在早期就常有这类症状。

4. 无端出血

不该见血的地方，如果突然出血，要引起警惕，例如痰、粪便、尿、鼻涕中，不论是血丝、血点、血块，都应警惕。老年人痰中带血，大多是肺部肿瘤的最早症状。

5. 头晕头痛

如果清晨醒来，头脑仍是昏昏沉沉，头晕头痛，有可能是高血压或脑动脉开始硬化的迹象。

6. 四肢发麻

凡是长期高血压的患者，如平白无故四肢发麻，有时甚至手脚大片麻木，有时则有犹如昆虫在四肢爬行的痒麻感，再加上头痛头晕，这些都是中风的前兆，必须立即采取必要的措施，以防止脑卒中的发生。

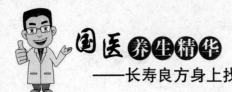
7. 连续咳嗽

平时无任何呼吸系统疾病也没感冒的中老年人，如果忽然经常咳嗽，就必须去做胸部检查。因为这种咳嗽有时是肺癌的早期信号，尤其是干咳，咳不出多少痰者，这是深部的支气管受到刺激的结果。

8. 日渐消瘦

这里指的是没有明显原因而日渐消瘦，有时在一两个月内体重减轻六七公斤或十几公斤。这种进行性的消瘦，大都表明体内有消耗性的疾病，对中老年人来说，肿瘤的可能性较大。

9. 口腔白斑

口腔白斑是一种口腔黏膜角化病变，末期可有恶化趋势，它是口腔内常见的癌前病变之一，多发生于中老年人。白斑常发生于口腔内颊部、舌背及硬腭等部位。

10. 排尿异常

对男性中老年人来说，如果忽然出现尿频、尿急，每次排尿总像是没有排尽的感觉，这种情况有可能是男性的前列腺肥大或前列腺肿瘤在压迫尿道。需及时检查。

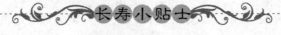

长寿小贴士

每餐要有 5 种颜色

美国科罗拉多州立大学研究发现，多吃各种果蔬有助于提高防癌作用、降低脑卒中危险。每餐果蔬最好有 5 种颜色：蓝色（或紫色）、绿色、白色、红色和黄色（或橙色）等。

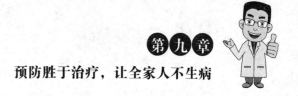

老咬舌头，不是萌而是病

寿星养生档案

　　王充，我国古代杰出的唯物主义思想家，战斗的无神论者，享寿为70岁。他在《论衡》中也特别指出："欲得长生，肠中常清；欲得不死，肠中无滓。"意思即是说，要保持大便畅通以求肠中清，益养生，就要养成定时排便的习惯，多饮水，增强运动，并可自我按摩腹部，以促进排便。王充还认为："百岁之寿，盖人年之正数也。犹物至秋而死，物命之正期也。"

　　生活中，不少老人在吃饭时总会咬到自己的舌头，但他们总认为这种现象很正常。一些老人还会说，"吃饭咬到舌头，那是因为想吃肉了"，所以大多数人对此症状都没有重视。从医学的角度来看，其实老人经常咬舌头并不是小问题。如果经常咬舌头的话，就可能预示着身体出了问题。

1. 经常咬到舌头可能是腔隙性脑梗死

　　对于上了年纪的人来说，吃饭或者说话时不小心咬伤舌头，就要及时检查是否患上了腔隙性脑梗死。该病发病比较隐蔽，常出现漏诊和误诊。因此，老年人一旦出现头晕头痛、肢体麻木、爱咬舌头、精细动作差等情况就要及时就医。腔隙性脑梗死的前期症状中就有爱咬舌头、精细动作差等轻微症状，很容易被人们所忽视。这

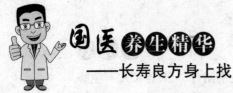

种病会让大脑局部微血管发生梗死，脑组织缺血、坏死，从而使舌头失去灵活运动的能力。该病是一种发病率高又较特殊的脑梗死，经常发生在患有高血压、高血脂、糖尿病的老年人身上。

2. 经常咬到舌头可能是休息不足

（1）吃饭时咬舌头一般都是由于休息不足，神经无法正常控制肌肉进行常规的咀嚼活动所致。所以发生吃饭咬舌头的情况一定要注意休息。如果咬伤了首先要注意消毒和清洁，如有血泡尽量咬破，然后在伤口上涂碘甘油。吃饭时要注意避免刺激性食物以及食物刺激伤口，吃完之后要立刻漱口。

（2）舌肌的功能紊乱引起的。在睡眠中人的口腔及机体都处于一个非常放松的状态，如果有突然的刺激就会引发咬肌等肌肉不自觉的突然剧烈收缩，就会不知不觉咬舌头。所以你每天晚上入睡前不要想太多、睡觉时保持正确的睡眠姿势，就不会出现这样的情况。

临床上，不少腔隙性脑梗死患者往往都是因为出现了头痛、头晕、短暂性手臂发麻、口齿不利或失语等症状，而去医院检查后才被确诊的。还有一些人则是在体检或因患其他疾病做脑 CT 或 MRI 检查时才发现自己患此病。虽然大多数腔隙性脑梗死患者的症状都较轻，而且多为一过性的，也不容易留下明显的后遗症，但它却向患者发出了一个危险信号——你已经患有脑血管疾病了，若不尽早防治，将会给你的生命带来威胁。

另外，如果老人经常出现咬舌头的问题，还要考虑是否有脑疾危险。这时候，最好带老人及时去医院做详细的检查。老人很多生活中不经意的举动，都会暴露出他们的健康状况或者是疾病隐患。因此，建议老人在日常生活中，一定要留心观察自己身体的细节变化。

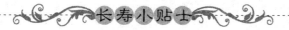

长寿小贴士

结交6个可以信赖的好友

澳大利亚学者曾对百岁老人进行了一番研究后发现，建立亲密的友谊关系和家庭纽带，是长寿健康的秘诀。朋友能够提供情感支持，有助于人们应对压力；感受到被关爱能促进大脑生成多巴胺和后叶催产素，从而有利于大脑生长和延缓衰老。研究者确认，每个人结交的最优朋友数量是6个。

使用抗生素，并非越多越好

寿星养生 档案

罗美珍，享年127岁，瑶族人，曾居住在世界著名的长寿之乡——广西巴马。她自小是孤儿，年幼的时候，因时逢动乱，曾躲到大山里15年，靠野果野菜充饥。罗美珍吃不讲究，煮什么就吃什么，最爱吃的是玉米糊，还有自己上山采来的雷公根、苦麻菜、野牡丹菜等野菜。老人表示，她还经常到山边的小溪去喝水。老人不吸烟，不喝酒，以素食为主。"少盐多样""粗细均衡"这些现代倡导的健康饮食方式，老人已经自发坚持了近百年。罗美珍睡的是竹席木板床，穿的大多是年轻时制作的本地产的棉

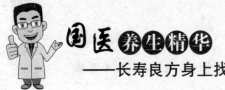

布衣服，洗漱全部自理，睡觉时间也很有规律，每天保证清晨6点起床，晚上9点左右就上床睡觉。

在流感盛行的冬季，稍不注意就会中招。之前，人们发现自己感冒咳嗽了，第一个反应就是要用些抗生素。然而，这种现象在近两年来却有所减少，似乎人们都明白了抗生素不能滥用的道理。那么，抗生素究竟该如何使用才科学呢？

1. 抗生素不是消炎药

提到消炎药便不得不提炎症，炎症指的是身体为了对抗外源性和内源性损伤因子而产生的防御性反应。消炎药是针对炎症的，比如人们常用的消炎痛、芬必得、扶他林、消炎镇痛药等。而抗生素是具有杀灭或抑制细菌生长效力的药物，它不是消炎药，只有在有细菌感染时才能使用。一般常见的抗生素包括青霉素类（青霉素、阿莫西林）、头孢菌素类（头孢呋辛酯、头孢克洛）、大环内酯类（红霉素、阿奇霉素、克拉霉素）、喹诺酮类（左氧氟沙星、莫西沙星）、氨基糖苷类（庆大霉素、链霉素、阿米卡星）等几大类。临床应用方式也分口服、皮下注射、输液等。

《2011年国家药品不良反应监测报告》显示，在所有的药品不良反应报告中，静脉输液药物引起的不良反应占56%，在严重不良反应中，静脉输液药物占到了73%。口服药见效较慢，但如果有不良反应可以洗胃，皮下注射的药物吸收需要一定的时间，这样都能给急救赢得一定的时间。各种方式均有利弊，在选择时应咨询医生，慎重选择。

2. 病毒感冒可自愈，不需使用抗生素

"大部分的感冒都是病毒引起的，这种感冒具有自愈性，只要对症下药即可。患者多喝水，适当补充睡眠，辅以相应的治疗感冒的药物即可。"专业人员这样表示，比如病毒性感冒、流感、麻疹风疹，腮腺炎等症都属于病毒感染，不需要使用抗生素。当然，如果遇上"甲流"等典型病毒，还是需要根据医生的诊断用药，不能等着身体自愈。

不过很多人会有疑问，应该怎样判定自己的感冒是病毒性还是细菌性的呢？有人提出建议，可以就近到医院做个血常规检查，如果白细胞的数值明显增加，就有可能是细菌性感染，反之则是病毒性。"光靠症状判断会有迷惑性，相同症状的背后可能隐藏着多种病症的可能，因而最可靠的还是指标。"

有些人觉得感冒后就吃抗生素很有效果，这往往是因为人在患了感冒之后，免疫力与抵抗力都有所下降，从而上呼吸道感染细菌的机会增多，给细菌性感冒提供了可乘之机。因此，在无法判定自身感冒种类时，请前往医院进行检查，不要自己乱用抗生素。

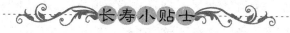

长寿小贴士

喝茶前进行充分搅拌

茶中富含的抗氧化剂（多酚）有助于人体抵御心脏病、癌症和过早老化。需要记住的是，喝茶之前要充分搅拌茶水，研究显示，这种方法能让茶水多释放出15%的抗衰老成分。

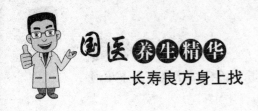

好性格，可以防病

夏衍，我国著名的文学家、电影家、戏剧作家、文艺评论家、文学艺术家、翻译家、社会活动家，享寿95岁。夏老的人品和文品堪称一流，因而倍受读者的喜爱。岁月苍老，这位深受人们爱戴的老寿星的心却依然年轻。正是因为他真诚的人生态度，对生活和文学的热情，才使他一直活得充实，活得年轻，也为人敬重。对于夏老，他的长寿秘诀就在于保持思维的灵动。

随着疾病谱的改变，人们开始关注社会、环境、心理与疾病的关系。有报道说，"现代疾病70%属于心身疾病。"因此，仅仅依靠发展高、精、尖的医疗技术、加大医疗投入，很难消除疾病的威胁。战胜心身疾病，关键还在于树立自我保健意识、改变不良行为、养成卫生习惯，培养良好性格、预防在先为好。

然而、性格是一个人在对人、对事的态度和行为方式上所表现出来的心理特点。生活中的每个人、只要精神状态正常、都有自己带有倾向性的独特性格。那些性格外向的人，不但能在聚会、工作等人际交往中占有优势，疾病也不会轻易"造访"。美国研究人员发现，人格类型与疾病之间呈明显的正相关。开放外向的性格能抵抗疾病；相反，焦虑、忧郁的人，更容易被疾病缠身。

对此，相关研究人员调取了 6904 名参加密歇根大学健康和退休研究的人员资料，他们的平均年龄在 68 岁左右。通过测试，将他们归入有责任心、外向、随和、神经质四大类特质中，四年后通过回访了解他们是否患有某项严重的疾病，结果显示：

1. 责任心帮助控制情绪

有责任心的人，做事有目标、有计划，能更好地控制自己的情绪。数据显示，有责任心的人降低了 37% 的中风的可能性，患高血压、关节炎和糖尿病的风险分别降低了 27%、23%、20%。

2. 外向的人自我减压效果好

性格开放、外向的人都富有好奇心，想象力丰富，喜欢用新思路。开放的性格会让人为了减轻压力而有更多的创意，愿意与医生沟通改善他们的健康。外向的人中风的可能性降低了 31%，高血压和糖尿病的风险分别减少了 20% 和 23%。

3. 随和的人不易患关节炎

随和的人看重与他人相处，更体贴、善良、值得信赖。这类人患关节炎的可能性降低了 21%。

4. 神经质增加各种患病几率

神经质的人很敏感，容易紧张，常常会感到愤怒、焦虑或抑郁。神经质的人更担心以后的生活中会患上某种疾病。这类人群患心脏病的风险比其他人高出 24%，而患肺部疾病、高血压、关节炎的风险分别增加了 29%、37%、25%。

以往研究也证实，神经质人群由于不会处理压力，使得体内释放过多"压力荷尔蒙"（皮质醇），从而大量破坏免疫系统和器官，寿命更短。为此，研究人员做出这样的解释，"看待世界的方式与角度，会影响你的健康。"

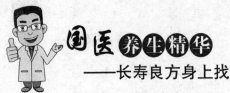
所以说，有责任心、开放的人饮食更健康、压力更小，在出现问题的时候能更好地与医生沟通。而神经紧张的人容易出现焦虑、不安等悲观情绪，因而更可能患上疾病。

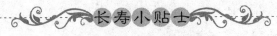

长寿小贴士

倒金字塔的饮食习惯

你的饮食结构必须像一个金字塔：以充足的早餐为基础，接下来是吃好午餐，晚餐绝对要少，就像金字塔的塔尖。切记大餐后不要立即上床睡觉。确保多吃坚果和干果，少吃薯条和油炸零食。每天都必须遵循这些饮食规则才能保持健康。

头晕目眩，身体的求救信号

寿星养生档案

蔡尚思，我国著名思想文化史研究专家、复旦大学最年长的教授，再创了百年复旦的学者长寿纪录，也打破了复旦人文学者发表论著历时最长的纪录。蔡老享寿104岁，以其"耄耋如青春"的生命百年，见证复旦的风云，融入复旦的百年。当问到他何时才能休息时，蔡尚思用元曲中的一句话答说："死后休。"他认为，作为学术工作者，只有到了死后，才"真可以无穷无尽地大休特休了"。之后，蔡老常以"年龄有老学无老，健在不休死后休"的自勉诗激励自己。

预防胜于治疗，让全家人不生病

"头晕算是临床上的一种求救信号。"一位中医专家表示。在日常生活中，人人都会出现头晕，中医表示，很多重大疾病首先出现的症状就是头晕。因此，一定要引起足够的重视。

1. 梅尼埃病

梅尼埃病是一个古老的疾病，患者除了头晕外，通常还伴有耳聋、耳鸣和耳朵闷，就是耳朵堵的感觉。所以，头晕、耳聋、耳鸣和耳闷四个症状排齐了，在排除了其他疾病以后，才诊断为梅尼埃病。

2. 脑出血

这类患者不仅会头晕，还会头疼，有可能会出现嘴歪眼斜，半个身子不能动。需要通过做 CT 来诊断和排除。

3. 急性脑梗

急性脑梗也会出现头晕的症状，有些会加重，发病原因与脑血管堵塞有关系，所以有时候患者眼前会黑蒙，不敢睁眼，看东西有重影或者声音嘶哑，需要立即前往医院急诊处置，尤其是小脑腔梗，需要在 6 个小时内溶栓。

4. 颈椎病

老年人到了一定年龄，颈椎会退行性病变，而年轻人经常伏案工作用电脑，也会出现颈椎的问题，表现为头晕，但是不像耳石症那样剧烈的眩晕，需要去医院做一个 X 线检查，判断一下颈椎有没有问题。

5. 头颅内有肿瘤

比较少见的患者会出现头位转动时头晕。

6. 耳石症

在所有眩晕的疾病中，耳石症排在第一位，是最常见的头晕疾病。耳石维护人体平衡，一旦脱落，不光是人体平衡受到了影响，还会出现头晕的症状，但时间很短，同时伴有恶心呕吐，眼球也会剧烈的振动。经常有一些头晕的患者，在起床坐起、睡觉躺下，或半夜向一侧翻身时，突然出现剧烈的天旋地转，往往还伴有恶心、呕吐等症状。出现这样的症状十有八九是耳石症。

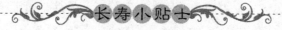

长寿小贴士

积善积德亦积寿

心理学家研究表明，施善者多健康长寿，而那些经常做坏事的人，既要算计别人，又要防止别人暗算，终日惶惶不安，导致身体功能失调，免疫力下降，发病率和死亡率都远远高于施善者。人们常说，损人利己者必折寿，是"短命鬼"，这并非因果推论、因果报应，而是损人利己者失去了良好的心理状态的缘故。就事理来说，多行不义必自毙；就生命来说，多行不义自伤身。这是有科学道理的。

口里有怪味，身体有病变

寿星养生档案

张仲景，东汉末年著名医学家，被称为医圣，享寿约65岁。张老认为"内养正气，外慎风邪"是养生的根本，他认为人存于世，天地之气供人生存，而邪气则会致病，但是人具有能动性，可以改造自身，内养正气，顺应自然规律，气候变化时自身还能够保持稳定的新陈代谢，使得生理机能保持稳定。这就要求平日调节养生，注重自己身体的调节，还要注意外界环境的变化，增减衣物、饮食等。张仲景还倡导"守法"养生，他认为不逾越法度，心中就没有杂念，也没有恐惧，自然精神抖擞，家庭幸福。在饮食养生方面，张仲景也有自己独特的见解，他认为饮食应当做到"两五配四加新鲜"，就是指饮食中的主食为五谷相兼，粗细搭配；副食中菜肴的性味和烹制的味道要五味适合；所用饮食要与四季气候特点相结合，食品原料都要用新鲜的。

或许很多人都有过这样的经验：一张嘴，一股怪味就会夺口而出。要是在同事、朋友面前，那就别提有多尴尬了。口气的问题，绝对不是小事，对应酬多的人来说，吃什么都可能会直接影响到你呼出来的气味。有时候，你会觉得嘴很苦或者是很酸。可能有些人会认为，这是吃了不同的食物造成的，事实上并不是食物，而是预示着身体产生了疾病。

1. 口酸

表现为胃火上炎，可致胃气上逆，可见恶心、呕吐酸苦黄水等症。主要由肝胆之热乘脾所致，多见于胃炎、胃及十二指肠溃疡病。对于口酸的人，应设法消除诱发因素，比如彻底治疗慢性胃炎，避免对胃有刺激的辣、硬的饮食及药物，治疗口腔及咽喉部慢性感染等。凡胃酸过多者，应禁食浓鸡汤等浓缩鲜汤、酸性食品、含蛋白质较高的食物等，避免引起胃酸分泌增加。宜进食牛奶、豆奶、奶油、菜泥、粥、面条、面包等。

2. 口甜

表现为口甜黏浊，食甜食则冒酸水，纳呆恶心，身重肢倦。主要由脾胃湿热、肝脾疾火内蕴所致，常见于糖尿病和消化功能紊乱。首先，引起脾胃湿热证的主要原因为上述疾病未能得到有效治疗，病变反复活动与发展的结果。其次，与不良生活方式有关，如纵食口腹嗜食肥甘油腻，嗜食辛辣，吸烟嗜酒等导致脾胃受伤，聚湿生热。由此可见，要预防脾胃湿热的发生，首先要积极治疗上述基础疾病。同时，要改变不良生活方式，做到饮食有节，勿吸烟、勿饮酒等。

3. 口苦

表现为五心烦热，口苦咽干。主要由肝胆有热、胆气熏蒸所致，常与胆汁代谢失常有关，多见于急慢性肝炎、胆囊炎、胆结石和肝胆肿瘤等。对于口苦的人，可以用菠菜去苦味，因为菠菜味甘性凉，入肠、胃经。有补血止血、利五脏、通血脉、止渴润肠、滋阴平肝、助消化、清理肠胃热毒的功效，对肝气不舒并发胃病的辅助治疗常有良效。

4. 口辣

表现为嗜酒无度，饮食不节，过食辛热厚味。主要由肺热或胃火上炎所致，多见于高血压、神经官能症、更年期综合征、长期低热。对于口辣的人，可以用梨清肺。把梨内部掏空，放入川贝、冰糖、蜂蜜等煮食；或绿豆汤，每日 2~3 次。

5. 口咸

表现为五心烦热，咽干颧红；舌红少津，脉细弱。主要由肾阴不足、虚火上浮所致，多见于神经官能症、慢性肾炎、慢性咽炎、口腔溃疡。对于口咸的人，以滋补肾阴为主，常用六味地黄丸、左归丸、左归饮之类。若心肾不交，可选黄连阿胶汤；肝肾阴虚，肝阳上亢，可选杞菊地黄汤、镇肝熄风汤；相火妄动，可选知柏地黄丸；肺肾阴虚可选百合固金汤、麦味地黄丸之类。

6. 口淡

表现为喜温喜按、口淡不渴、四肢不温、大便稀溏。主要由脾胃虚寒、运化无力所致，多见于消化系统与内分泌系统疾病、营养不良、维生素与微量元素锌缺乏症。对于口淡的人，多吃些高蛋白食物及高维生素食物，保证机体的各种营养素充足，防止贫血和营养不良，对贫血和营养不良者，应在饮食中增加富含蛋白质和血红素铁的食物，如瘦肉、鸡、鱼、肝、腰等内脏。高维生素的食物有深色的新鲜蔬菜及水果，如绿叶蔬菜、西红柿、茄子、红枣等。每餐最好吃 2~3 个新鲜山楂，以刺激胃液的分泌。

7. 口臭

表现为流涎、食欲不振或采食缓慢、口腔恶臭，口腔黏膜潮红、增温、肿胀和疼痛。主要由胃内饮食停滞、浊气上逆所致，多见于口腔疾患及消化不良，如口腔炎、咽炎、牙龈炎、口腔溃疡、龋齿、胃炎、胃及十二指肠溃疡、胃癌等。对于口臭的人，多吃新鲜水果和蔬菜可以清理肠胃。同时，由于口腔溃疡也可能因缺乏维生素 B_2 引起，可多吃蔬菜和小麦胚芽，并补充维生素 B、维生素 C 和锌。所以，出现口腔溃疡时，患者如果感到身体疲乏，就应检查及了解营养是否均衡，休息是否足够，并适量补充各种维生素和矿物质。

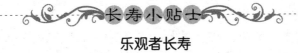

长寿小贴士

乐观者长寿

美国最新一项研究发现，对生活保持乐观者要比悲观者长寿，身体也更健康。所以，拥有乐观的情绪，是很多人的长寿秘笈。因为人长期处于乐观的情绪，内分泌环境就会十分稳定，免疫力也会提高，老人不生病，自然就能长寿了。

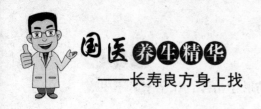
五脏衰弱，在于五官

寿星养生档案

邓铁涛，生于1916年。年近百岁的邓铁涛，鹤发童颜，精神矍铄，思维敏捷、谈吐睿智，幽默风趣，可谓"萌老"一枚。"自古名医多长寿"。邓老也是一位养生大师，倡导"养生重于治病"。他认为，《黄帝内经》讲"上工治未病"，就是说最上等的医疗水平是将要发作的疾病遏制住不让它发作，比一般所谓的"预防医学"高深得多。谈起养生之道，邓老认为，要谨记中医"药食同源"的道理，不要偏食。他一周之中有两餐吃粥、吃馒头，或吃南瓜、番薯；饮食不过咸，养成淡食习惯；老年人不宜跑步，宜每天闲庭散步30分钟，称之为"医疗步行"。"吃东西我没有禁忌，什么都吃。但吃完后要消耗掉，要运动。我每天早上打太极拳。"邓老说。他还推荐说，"我冲凉有个秘方，冷热水交替，但不是绝对的冷和热，是相对的冷热交替，这样每次血管的收缩扩张就像是做了一次血管按摩一样，可以改善微循环，提高防病能力。"

五官，是人体的重要器官，它们与身体的五脏息息相关、唇齿相依。如果五官感觉不舒服，往往就意味着五脏正逐步地发生功能衰弱，预示着疾病的发生，可有针对性地去医院体检，查出隐藏的疾病。

1. 眼睛忽然在近段时间时常发花、眼角干涩、看不清东西

这可能是肝脏功能衰弱的先兆。如果按一按肝部四周，可能会有发胀的感觉。这时，除了及时就医外，还要注意用眼卫生，不要让眼睛太疲劳，需知用眼不当也会加重肝脏不适。

2. 耳朵老是嗡嗡作响，声音也听不太清

这可能是肾脏功能在逐步衰弱的信号，有时还会伴随着脚痛、腰痛、尿频等症状。过于劳累的人尤其要注意，做到劳逸结合，避免过度劳累，少饮酒，少吃姜、辣椒等刺激性强的食物。

3. 嗅觉不灵敏，经常咳嗽，有时甚至呼吸困难

这可能是肺脏功能逐步衰弱的信号。患者首先要注意饮食，戒烟或者控制吸烟量，也不要和经常吸烟的人在一起，多吃新鲜瓜果和蔬菜，加强体育锻炼，防止肺部并发症发生。

4. 嘴唇感觉麻木，饮食减少，身体日渐消瘦

这可能是胰脏功能在逐步衰减。主要是由于饮食失调、饥饱不当所致。胰脏不好，便殃及胃。当胃受到损害时，嘴唇就会明显地变得干燥欲裂、麻木无味。这时应调整饮食，尤其注意不要吃生冷和油腻的食物。

5. 味觉迟钝、尝不出味道，伴随心悸、多梦、失眠等症状

这可能意味着心脏功能受到了损害，这主要是由于操劳过度所致。当口中干涩、舌苔厚重、尝不到食物的滋味时，尤其要警惕心脏发生病变。

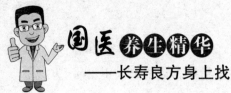
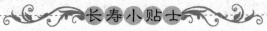

长寿小贴士

职业长寿

乐队指挥、僧侣、画家、牧师等寿命较长。从医学和生理方面讲，写字、作画有利于改善皮质和植物神经功能，促进血液循环，缓解精神紧张和神经功能紊乱，排除忧愁和烦恼，消除疲劳和七情劳损。坚持练习书画，对培养审美趣味、陶冶情操、休养脑筋、增进健康，起着潜移默化的作用。

手指发麻，或是疾病来袭

寿星养生档案

朱丹溪，元代著名医学家，享寿77岁。祖国医学中的"养阴论"，便是他最先提出并创建的。所以，医家普遍尊他为"阴派鼻祖"。朱老有句名言："与其救疗于有疾之后，不若摄养于无疾之先。"为此，他首先强调饮食的科学性。基于人们大都喜欢美味佳肴的特点，他劝告养生者"饮食尤当谨节"。朱老说："纵口固快一时，积久必为灾害；彼味者，因纵口味，五味之过，疾病蜂起。"他认为淡薄之食有益健康，并举例说："山野贫贱，淡薄是谙，动作不衰，此身亦安。"朱老还特意为老年人写道："夫老人内虚脾弱，阴亏性急，胃热则易饥而思食，脾弱难化则食已而饱，阴虚难降则气郁而成痰。"因此，宜多食"谷菽菜果，自然冲和之味，有食入补阴之功"。

在日常生活中，手部麻痛是手部疾病中常见的一种症状，但是经常手麻是怎么回事呢？经常手麻不仅要提高警惕，还要当心被四种疾病侵袭。下面来了解经常手麻会招来哪些疾病。

1. 神经根型颈椎病

除手指麻木、疼痛外，患者颈肩、颈项、肩背及头部、上肢有疼痛感，表现为桡侧或尺侧，或五个手指一起麻胀，还有可能伴有握力降低现象。疼痛多为钝痛、酸痛、灼痛、或隐隐作痛，或触电样串痛。麻木往往和疼痛部位相同，二者常相伴随，但麻木多出现在手指和前臂。手指及前臂的感觉减退，少数出现感觉过敏区，往往为病变节段受刺激引起。神经根型颈椎病是由于颈椎间盘、颈椎钩椎关节或关节突关节增生，肥大的骨刺向侧方突出，刺激或压迫相应水平的神经根所致，建议进行颈椎核磁检查，明确病变部位。

2. 腕管综合征

患者桡侧 3 个半手指麻木或刺痛，夜间加剧，寐而痛醒，温度高时疼痛加重，活动或甩手后可减轻；寒冷季节患指发凉、发绀、手指活动不灵敏，拇指外展肌力差；病情严重者患侧大小鱼际肌肉萎缩。腕管综合征又称腕管狭窄症，系指腕部外伤、骨折、脱位、扭伤或腕部劳损等原因引起腕横韧带增厚，管内肌腱肿胀，瘀血机化使组织变性，或腕骨退变增生，使管腔内周径缩小，从而压迫正中神经，引起手指麻木无力为主的一种病症。本病好发于职业性搬运、托举、扭拧、捏拿等工作的人群中。手指麻胀为其症状之一，但通常还会伴有胳膊和其他部位的麻木。

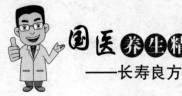

3. 风湿

患者冬季（天气冷）四肢时有青紫，类风湿因子阳性（建议定量检查）和小剂量激素治疗有效，不能完全用颈椎病解释，应警惕有无风湿免疫病的可能。建议其到当地大医院化验血沉、C反应蛋白、ANCA、ANA、抗CCP抗体和抗角蛋白抗体等，必要时进行神经肌电图检查。如颈椎核磁能明确诊断颈椎病，可以行颈椎牵引治疗，并辅以物理治疗、颈椎康复操，保持正确的坐姿和睡姿，勿乱服药。

4. 心肾疾病

心肾疾病引起的手指发胀，一般伴有脸肿或腿肿。手指麻胀是其早期表现之一，如同时伴关节肿痛，则更有这种可能。如伴脸皮、手指皮肤发硬，则可能是硬皮病。

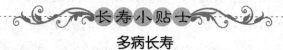
长寿小贴士

多病长寿

美国人寿保险公司曾对百名逾百岁的老人进行调查，其结果令人惊讶：体弱多病者往往长寿。随着现代医学的发展，体弱多病者长寿已成不争的事实。据医学研究：人体患某些疾病痊愈后，反而增强了对该病的抵御能力。生活中常有这样的人，年轻时体弱多病，年老后却老当益壮。再者，多病者尝过病痛的滋味，善于保养身体，他们有病就求医，坚持必要的健身锻炼。因为有病，他们不再放纵，主动与疾病作斗争。此外，作为多病者，他们深知"怒气伤身"，所以不争强好胜，不为小事生气。这样能量消耗相对缓慢，"细水长流"使他们的生存期限得以延长。

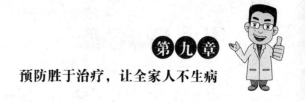
冠心病患者的"急救盒"

魏天禄，开国海军少将，享寿103岁。魏老将自己的养生之道归纳为"精神"和"物质"两个方面。关于精神方面，魏老说，"人的一生要有所追求，而精神追求是第一位的。有了精神追求，人的思想就不会空虚，事业也就有了'恒动力'。"关于物质方面，魏老说："我把自己的物质生活归纳为'衣食简单，生活简朴'8个字。生活上有一个基本的保障就行了，粗茶淡饭养生，衣着干净就行，奢华换不来长寿"。

在日常活动中，患有冠心病的老年人为了安全，最好随身携带"急救盒"。一般"急救盒"内要装有5种药物，包括硝酸甘油片、亚硝酸异戊脂、双嘧达莫（潘生丁）、地西泮（安定）片和心痛定。

1. 硝酸甘油片

此药能迅速缓解心绞痛，事先服药可以预防心绞痛发作。口服时，舌下含服显效快，1～2分钟内起效，药效可维持30分钟。若药效较强，老年人会感觉舌上有烧灼感、头部有轻度发胀的感觉。服药时应取坐位，因立位可发生直立性低血压和昏厥，平卧时可使静脉回心血量增加，延长心绞痛的发作时间。长期使用硝酸酯类药物的患者，可产生对药物的依赖性。若突然停药可引起冠状动脉痉挛、

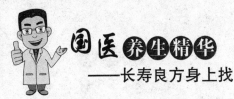
剧烈心绞痛、急性心肌梗死，甚至猝死，此种病情变化称反跳现象或停药综合征。因此，老年人在使用该药时，必须尽力探索最佳治疗方案，既能维持长程疗效，又能避免耐药性以及反跳现象的产生。

2. 亚硝酸异戊脂

此药俗称"小炮弹"，是一种速效扩张冠状动脉的吸入剂，也是冠心病的急救药。使用时，将亚硝酸异戊脂药瓶塞在手帕中捏碎后放在鼻前吸入，0.5～1分钟见效，可持续3～10分钟。当心绞痛持续不断，并出现心慌、流汗、气短等心肌梗死症状，含化硝酸甘油片3～5分钟无效时，可应急使用。急救盒内应放置2～3支细小的玻璃瓶，每支0.2毫升。需要注意的是，此药绝不可同时使用2支。因为过急过量吸入，会使人体血管急剧扩张，血压迅速下降，从而导致低血压性休克甚至造成猝死。

3. 双嘧达莫（潘生丁）

此药能扩张冠状动脉，增加冠状动脉血流量，增加心肌供氧量，并能抑制血小板聚集，防止血栓形成。每日3次，每次25～30毫克。

4. 地西泮（安定）片

在心绞痛发作时，如患者出现精神紧张、焦虑不安、失眠等情况可服用安定片，每日3次，每次1～2片，可以缓解症状。

5. 心痛定

心痛定不仅能治疗和预防心绞痛发作，而且具有一定的抗心律失常的作用，可增加冠状动脉的血流量，还可减缓心率、降低血压、减弱心肌收缩力和减少心肌耗氧量，从而使心绞痛得以缓解。每次1～2片，每日3次，症状减轻后改为1片。

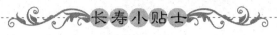

多晒太阳身体好

"阳光是个宝，晒晒身体好"。阳光不仅是维生素 D "活化剂"，也是天然"保健药"之一。晒太阳会使人产生一系列生理变化，比如加快血液循环，促进维生素 D 的生成及钙质吸收，预防骨质疏松，杀死多种病毒、细菌等。除了这些，阳光还有很多你没注意到的功效。丹麦癌症研究所的英格亨士普·克莱门森认为，那些常晒太阳的人，比总呆在家里或办公室的人，更有可能常去户外运动，这也是养生的重要方法。

心慌气短，未必是心脏病

寿星养生档案

龚廷贤，明代著名医学家，被称为"医林状元"，享寿92 岁。龚廷贤养生的具体做法，即 11 种延年："四时顺摄，晨昏护持，可以延年。勿为无益，当慎有损，可以延年。坐卧顺时，勿令身怠，可以延年。行住量力，勿为形劳，可以延年。悲哀喜乐，勿令过情，可以延年。爱憎得失，撗之以义，可以延年。寒暖适体，勿侈华艳，可以延年。动止有常，言谈有节，可以延年。诗书悦心，山林逸兴，可以延年。身心安逸，四大闲散，可以延年。救苦度厄，

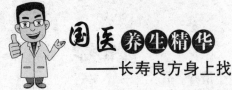
济困扶危，可以延年。"这 11 种延年对老年人的生活安排、身体保护、情性调控、道德修养等各个方面进行了规定，只有在这些方面量力而行、合乎规律，有所节制、勿令过当，乐于助人、戒之在得，就一定有益于身心健康，有助于益寿延年。

常听到有的人说自感心跳、心慌、气短，也有人自觉心脏不舒适，在心尖部有闪电般或针刺般的疼痛。于是，这些人都就认为，自己一定是患了心脏病，因为胸闷、心慌常常是心脏病患者的主诉症状。但是经详细检查后，却往往查不出心脏或血管有任何病症，仅少数人被发现心跳稍快。其实，这就是心脏神经官能症。造成这种病的原因大多和精神过度紧张，过分的脑力劳动引起植物神经功能失调有关。

也有一些人总是把神经官能症与失眠、头痛等症状联系起来，认为只有出现这类症状时，才算是得了神经官能症。因此，当其没有失眠等症状时，即使经过医生检查，诊断为心脏神经官能症，仍不相信，而是给自己背上患了心脏病的包袱。其实，植物神经功能失调所致神经官能症的症状是多方面的，既可有头痛、失眠，也可表现为心悸、气短等心血管方面的症状。还有的原本确有某种心脏病，但很轻，本来不会引起什么症状。他们把病情估计得过于严重，造成精神紧张，合并了心脏神经官能症，影响了生活和工作。

该病的预后良好，可以说不会发展成真正的心脏病，治则主要是精神分析疗法、认知疗法、行为疗法等。在治疗方面，应第一注意合理休息，劳逸结合，增强体质，适当参加体育锻炼，保持心情开朗。另外，精神治疗也十分重要，要让患者了解疾病的性质，消除顾虑与紧张情绪。

与此同时，患者如果想要参加适当的工作，单纯的休息对患者没有好处。如为严重的神经官能症，请及时到医院就医，不要私自服用药物，以免延误或加重病情。

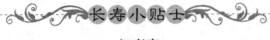
长寿小贴士

仁者寿

"仁者寿"是有一定道理的，长寿老人的思维逻辑较一般老年人敏捷、合理、情感丰富、情绪稳定、心情愉快、知足常乐、爱好较广泛、生活内容充实。长寿老人的性格更温和、恬静、心胸开阔人际关系好、社会交往多……如此种种，可以反映出长寿老人一部分健康的心理特点。其实，每一位长寿老人的心理特性并不可能一样，如择其益者为之，可益于长寿。

滴眼液，"滴"出青光眼

寿星养生档案

葛洪，我国晋代著名的道教理论家、炼丹家、医药学家、养生家，享寿100岁。葛洪的养生思想渗透了鲜明的道教思想。他曾引用《仙经》中的一句话，"'养生以不伤为本'，此要言也。"说明养生的关键在于"不伤"。葛洪

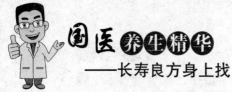

的养生方法来源于对生活中的精细观察。他发现各种微小伤害积累过多对身体损害极大，因此他说："积伤至尽则早亡。"在此基础上，他提出了从日常生活小事着手养生的方法。现代人提出的养生在于细节，也是古人的思想。葛洪的养生术是以不死成仙为主要目的的。他的养生理论主要是"生命至贵，长生可得；内修守一，养精行气"。意思是说，人的生命是最宝贵的，长生不死成为神仙是可以通过修炼来获得的。修炼的方法就是守一，进而养精行气，这是一种内练意志的修身养性法。

大多数人在眼部出现问题时，都会选择用滴眼药水来解决。殊不知，这样是很容易患上青光眼的，原因就在于如今的眼药水大部分在普通药店都能购到，而且种类繁多，而造成眼病的原因又非常复杂，所以因用药不当而产生副作用的情况屡屡发生，小至过敏，大至诱发青光眼。那么，哪些眼药水会造成眼内压升高、诱发青光眼呢？

比如，皮质类固醇眼药水，主要有地塞米松、醋酸可的松和醋酸氢化可的松等。正常人滴用此类药物后，可造成不同程度的眼内压升高反应，升高的程度与遗传因素、用药时间的长短和用量有关。虽然有人认为这种眼内压升高在停药后可以恢复正常。但是，这种高眼内压若持续一定时间，就有可能造成永久性的视神经乳头和视野损害，视力明显受损。尤其是本来已经有青光眼或隐性青光眼的患者，滴用皮质类固醇眼药水后造成眼内压升高的程度更为明显。

平日里，人们经常用的扩瞳药眼药水，主要有阿托品、苯福林

（新福林）、后马托品、副肾素、东莨菪碱等。此类眼药水是处方药，都有造成青光眼急性发作的可能。在这些眼药水中，危害最大的就是阿托品眼药水，它的扩瞳作用强，维持作用时间长，可达两个星期之久，而目前还没有与之对抗的药物，所以使用时需要特别小心。一般来说，对于40岁以上成年人要滴阿托品，必须先测眼内压和检查眼底，以确定有无青光眼家族史。

为了预防皮质类固醇眼药水的这一副作用，应注意以下几点：

（1）假使青光眼患者确实需要滴用此类眼药水，应密切观察眼内压变化和力争及早停用。

（2）一直控制较好的青光眼，在出现眼内压升高时，要先考虑是否存在皮质类固醇的作用，可先停用皮质类固醇类眼药水，然后观察眼内压是否能恢复正常。

（3）必须在医生指导下使用。

（4）在使用此类眼药水时，要密切观察眼内压，尤其是使用时间较长的情况下更应定期检查。如有眼内压升高，应及时停药和就医。

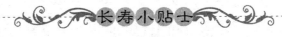

长寿小贴士

冷水洗肉，热水洗菜

许多人洗肉前，喜欢拿热水泡上一会儿。殊不知，用温水或热水洗肉，不但容易变质、腐败，做出来的肉口感也会受影响。最重要的是，会加速肉中蛋白质、氨基酸和B族维生素的流失。与之相反，洗各类果蔬时用温水更好。国家蔬菜工程技术研究中心研究员何洪巨指出，温水比凉水更容易去除果蔬表面的农药残留。

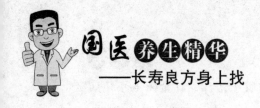
定期体检，为健康"把关"

　　张大千，我国著名的国画家，曾被誉为"东方毕加索"，享寿84岁。他曾手书对联多副，概括自己的养生之道："踵羲皇而齐秦，体虚静以储神""身健在，且加餐，把酒再三嘱；人已老，欢犹昨，为寿百千春。"张大千认为，园林是最佳的生活环境，有延年益寿的作用。此外，张大千还喜欢饲养动物，使居室富于生气，人也为之感染。他还养各种金鱼，在这鸟语花香的园林里挥毫作画，有如闲云野鹤、世外散仙。张大千认为，养身贵在养心，而养心要有健康的生活情趣。他书联、吟诗、治印，丰富自己的业余生活。张大千几十年如一日，坚持打太极拳健身，练得身强力壮。84岁高龄时，还能挥舞两尺巨笔绘出36尺长、6尺高的巨构《庐山图》，这都是他长期锻炼、颐养身体的结果。

　　有一个健康的身体，对每个人来说都至关重要。而要想身体健康，就必须要做定期体检，因为它是对疾病早检查、早发现、早预防、早治疗的一项重要措施，可以帮助人们提前发现一些健康状态中的危机，将产生疾病的危险因素早早消除。如果一个人把一生中10%的医疗费用投入未病先防，就可以节省下那90%的医疗费用。

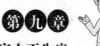

因为有许多疾病，它们在发生、发展的过程中都是"悄无声息"的，在早期并无症状，只有靠检查才能发现。可以说，定期体检是一种良好的健康习惯，它可以帮助你把握好生命的每一步。

因此，我们一定要定期检查身体，才能及时发现身体病变，及时将疾病消灭在萌芽状态中，才能安全地走出亚健康，活出真健康。特别是人过中年，全身各组织器官开始老化，生理功能逐渐减弱，机体的免疫功能下降，各种疾病就会接踵而至，尤其是老年常见病如高血压、冠心病、心肌梗死、脑血栓、脑供血不足、动脉硬化、癌症，以及前列腺肥大、糖尿病、肝胆疾病、胃肠疾病、白内障等。因此，随着人口逐渐老龄化，做好老年人的保健，关注老年人的健康就具有更加重要的意义。

在体检前，就应该为体检做准备。在检查前几天，就要从饮食和药物方面加以注意，不要吃过多油腻、不易消化的食物，限烟不饮酒，不要吃损害肝、肾功能的药物。体检前不要贸然停药，服少量降压药对体检结果影响不大，可以忽略不计。对于糖尿病或其他慢性病患者来说，采血后要及时服药，不可因为体检而使常规治疗受到干扰。

在体检当天，需要注意以下事项：

（1）体检当天，不要化妆。

（2）如果以前曾经动过手术，要带相关病历和有关资料。在体检过程中，不要忽略重要病史陈述，因为病史是体检医生判定受检者健康现状的重要参考依据，并据此制定干扰措施，所以陈述病史对疾病的治疗有着极其重要的影响。

（3）体检当天早上应禁进食、禁饮水。

（4）进行前列腺或妇科 B 超检查者，一定要憋尿。

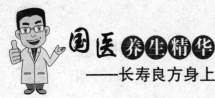

（5）需要进行妇科检查的人，检查前要排空小便。

人的血压及化验指标在一天24小时之内会随着人的活动和饮食等发生变化，因此要慎重选择采血时间。为了检查的准确性，采血时间不宜过晚，一般早上8：00~10：30采空腹血，最迟不宜超过上午11：00。时间太晚的话，受体内生理性分泌激素的影响，血糖值会失真。

另外，不要随意舍弃检查项目。体检表内设定的检查项目，既包括反映身体健康状况的基本项目，也包括一些针对恶性疾病和常见疾病的特殊检查项目。有些检查对疾病的早期发现具有特殊意义，不要随意丢弃。

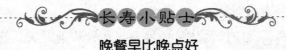

长寿小贴士

晚餐早比晚点好

卫生部首席健康顾问洪昭光教授表示，人体排钙高峰期是餐后4~5小时，晚餐吃得太晚，不仅影响睡眠、囤积热量，而且容易引起尿路结石。老年人晚餐的最佳时间最好在下午六七点，而且应不吃或少吃夜宵。